Der

Vitamin D&K Faktor

Der Rundumschutz für chronische Erkrankungen

von

Michael Iatroudakis

Bibliografische Informationen der Deutschen Nationalbibliothek: Die Deutsche Nationalbibliothek verzeichnet diese
Publikation in der Deutschen Nationalbibliografie; detaillierte bibliografische Daten sind im Internet über
dnb.d-nb.de abrufbar.

ISBN-13: 978-1496168849
ISBN-10: 1496168844

Hinweis:

Diese Publikation wurde nach bestem Wissen recherchiert und erstellt. Verlag und Autor können jedoch keinerlei Haftung für Ideen, Konzepte, Empfehlungen und Sachverhalte übernehmen.

Die publizierten Tipps und Ratschläge sind als Hilfen zu verstehen, um jeweils zu eigenen Lösungen zu kommen. Bei offenen Fragen kontaktieren Sie bitte Ihren Hausarzt.

Das Buch ersetzt nicht eine medizinische Behandlung / Therapie oder eine krankheitsbedingte Ernährungstherapie / Beratung. Der Autor und der Verleger können keine absolute Garantie für Ihr persönliches Ergebnis übernehmen. Sie handeln in allen Fällen eigenverantwortlich.

Als Leserin und Leser dieses Buches möchten wir Sie ausdrücklich darauf hinweisen, dass keine Erfolgsgarantien oder Ähnliches gewährleistet werden können. Auch kann keinerlei Verantwortung für jegliche Art von Folgen, die Ihnen oder anderen Lesern im Zusammenhang mit dem Inhalt dieses Buches entstehen, übernommen werden.

Der Leser ist für die aus diesem Buch resultierenden Ideen und Aktionen selbst verantwortlich.

Reproduktionen, Übersetzungen, Verbreitung, Weiterverarbeitung oder ähnliche Handlungen zu kommerziellen oder nichtkommerziellen Zwecken sowie Wiederverkäufe sind ohne die schriftliche Zustimmung des Autors nicht gestattet.

Inhaltsverzeichnis:

Buch 2: Das Vitamin K -Das vergessene Vitamin-

Buch 1:

Vitamin D: Das Superhormon gegen Herz-Kreislauferkrankungen, Krebs, Depressionen, Grippe und mehr…

Vitamin D – Wichtiger Baustein des Lebens

Einleitung

Die Gesundheit ist des Menschen größtes Gut. Entsprechend sollte sich jeder ausreichend um seine eigene Gesundheit kümmern. Sport und eine gesunde Lebensweise tragen dazu bei, einigen Krankheiten vorzubeugen. In der Ernährung spielen natürlich auch die einzelnen Elemente und Vitamine eine entscheidende Rolle. Eines der wichtigsten von ihnen ist das Vitamin D.

Friedrich Wilhelm Nietzsche (1844 - 1900), deutscher Philosoph, Essayist, Lyriker und Schriftsteller sagte über Gesundheit einmal folgendes: „Denn eine Gesundheit an sich gibt es nicht, und alle Versuche ein Ding derart zu definieren sind kläglich missraten. Es kommt auf dein Ziel, deinen Horizont, deine Antriebe, deine Irrtümer und namentlich auf die Idealen und Phantasmen deiner Seele an, um zu bestimmen, was selbst für deinen Leib Gesundheit zu bedeuten habe. Somit gibt es unzählige Gesundheiten deines Lebens."

Vitamin D wird auch sehr gerne als Sonnenvitamin bezeichnet, weil Sonnenstrahlen die Haut anregen, mehr Vitamin D zu bilden. Was sich vielleicht ein wenig komisch anhört, ist für den Menschen aber lebenswichtig. Ohne dieses Vitamin ist der menschliche Organismus schnell angreifbar und dient somit auch als idealer Schauplatz für verschiedene Krankheiten. Natürlich ist das Vitamin D kein Wundermittel. Aber es ist einfach wichtig, um den menschlichen Organismus an Gang zu bringen und aufrecht zu erhalten. Allein durch die Nahrung kann dieses Vitamin dem Körper nicht in ausreichender Menge zugeführt werden. Es muss also auf andere Weise aufgenommen werden.

Warum das Vitamin D so wichtig ist für Menschen, wie sich ein Mangel bemerkbar macht und wie dieser wichtige Baustein richtig aufgenommen werden kann und wie sich Vitamin D auf unsere Gesundheit auswirkt, wird auf den folgenden Seiten erklärt.

Viel Spaß beim lesen…

Ihr
Michael Iatroudakis

Die Geschichte von Vitamin D

Vitamin D wurde natürlich nicht einfach so entdeckt. Eigentlich wurde damals nach einer Medizin gegen Rachitis gesucht. 1919 hat eine Studie dann gezeigt, dass Rachitis geheilt werden kann, wenn eine Bestrahlung mit künstlich erzeugtem UV-Licht erfolgt. Nur zwei Jahre später erfolgte ein Versuch mit Sonnenlicht. Auch dies glückte.

Abgesehen von diesen Erkenntnissen war Sir Edward Mellanby davon überzeugt, dass der Auslöser für die Rachitis in einem Ernährungsdefizit zu suchen ist. Aus diesem Grund führte auch er 1919 verschiedene Experimente an Hunden durch. Auf diese Weise wollte er zeigen, dass Rachitis auch durch Butter, Milch und insbesondere Lebertran geheilt werden kann. Somit war für Mellanby klar, dass das Vitamin A, welches er im Lebertran entdeckte, der Auslöser dafür war. Durch Oxidation wird das Vitamin zerstört. Diese Tatsache war auch schon zur damaligen Zeit bekannt. Lebertran wurde bereits damals vor allem den Kindern verabreicht um das Immunsystem zu stärken. Unsere Großeltern erinnern sich mit Schaudern an diesen Geschmack. Und in der Tat hat Lebertran sich positiv ausgewirkt und bei verschiedenen Erkrankungen auch geholfen. Oxidativ behandelten Lebertran hielt man anfangs für wertlos, jedoch wurde festgestellt, dass auf diese Weise behandelter Lebertran zwar beispielsweise nicht mehr die Nachtblindheit heilen kann, jedoch konnte er aber immer noch gegen Rachitis eingesetzt werden.

Es schlossen sich der Chemiker McCollum und der Kinderarzt John Howland zusammen, um gemeinsame Studien durchzuführen und die beiden Forscher kamen zu der Überzeugung, dass nicht nur Vitamin A für den Effekt verantwortlich ist. Ein neues Vitamin war entdeckt. Die logische Reihenfolge gab dem Vitamin nun seinem Namen: **Vitamin D.**

Formen von Vitamin D

Es werden ganz unterschiedliche Formen des Vitamin D unterschieden. Das im Körper wirksame Vitamin wird als D3 bezeichnet.

Darüber hinaus kennen wir noch das Vitamin D1- eine Verbindung von Ergocalciferol (D2) und Lumisterol, das 1:1 - Vitamin D2: Calciferol, genauer: Ergocalciferol (synthetisiert aus Ergosterol), das Vitamin D4: 22,23-Dihydroergocalciferol (gesättigte Form von Vitamin D2) und das Vitamin D5: Sitocalciferol (synthetisiert aus 7-Dehydrositosterol)

Wie wird das Vitamin D3 gebildet?

Der Vitamin-D-Bedarf wird bei den meisten Wirbeltieren, so auch beim Menschen, durch die Sonnenbestrahlung abgedeckt. Somit ist die Photosynthese des Vitamin D schon sehr alt. Genau genommen soll auf diese Weise bereits seit über 750 Millionen Jahren die Vitaminzufuhr sichergestellt werden. Schon einige Planktonarten haben diese Form für sich genutzt. Es handelt sich bei Vitamin D eigentlich um kein Vitamin. Denn laut der Definition ist ein Vitamin, eine Substanz, die nicht selbst vom Körper hergestellt werden kann.

Der Körper benötigt diese Substanz aber zum Leben. Entsprechend müssen sie zugeführt werden. Das Vitamin D wird aber selbst vom Körper hergestellt, jedoch erst in Zusammenarbeit mit anderen Faktoren, in diesem Falle Sonnenlicht. Somit ist das eigentlich benötigte Vitamin das Sonnenlicht. Es wäre also angebrachter das Vitamin D3 als Prohormon zu bezeichnen, weil das Sonnenlicht zu dem im Körper vorhandenen Provitamin 7-Dehydrocholesterol, der Ausgangssubstanz der Vitamin-D-Synthese, hinzukommen muss, um das Vitamin D3 zu bilden.

Ein Problem: Vitamin D-Mangel und Ursache von Vitamin D-Mangel

Schon lange ist ein Vitamin D-Mangel nicht mehr nur in Entwicklungsländern zu verzeichnen. Auch bei uns leiden immer mehr Menschen an zu wenig Vitamin D. Das kann unterschiedliche Gründe haben. Die Folgen sollten aber niemals unterschätzt werden.

Hat der menschliche Körper nicht genügend Vitamin D, haben viele Erkrankungen einfach freie Bahn und können sich ausbreiten. So kann der Körper weitreichend und auch langfristig geschädigt werden. So wird ein Mangel an Vitamin D beispielsweise für verschiedene Krebserkrankungen, Frakturen, Infektionserkrankungen oder auch Organschädigungen verantwortlich gemacht.

Vitamin D kann über das UV-Licht aufgenommen werden. Aber auch die Nahrung, oder Nahrungsmittelergänzungen sorgen dafür, dass der Körper ausreichend mit diesem Vitamin versorgt wird. Wer seinen Bedarf decken möchte, müsste täglich 2 bis 3 Stunden Sonne konsumieren, was wiederum bedenklich ist, weil gerade in unserem Breitegrad (Deutschland) die Anzahl der Sonnentage geringer ausfällt als im Süden Europas.

Der tägliche Vitamin D -Mindestbedarf des Menschen hat sich in den letzten Jahren nicht erhöht. Ein gesunder Mensch benötigt 1000 bis 2000 I.E. (Internationalen Einheiten/Tag. Was sich aber verändert hat, ist der Lebensstil der Menschen. Somit haben auch Erkrankungen nun die meisten Menschen viel fester im Griff. So nutzt der Mensch seine Zeit heute in der Regel, um diese in einem Raum zu verbringen, anstatt sich draußen an der frischen Luft zu bewegen.

Auf diese Weise entsteht ein Vitamin D-Mangel. Es ist ein Irrglaube, dass sich die Folgen eines Mangels nur auf die Knochen auswirken. En Mangel an Vitamin D kann auch zu einer verminderten Lebensdauer führen. Aber auch das Immunsystem wird auf diese Weise geschwächt. Hier wären wir wieder bei den verschiedenen Krankheiten. Ist das Immunsystem erst einmal geschwächt, haben verschiedene Erkältungskrankheiten oder auch eine Tuberkulose freie Fahrt.

Im Laufe der Jahre sind es immer mehr Menschen geworden, die an einem Vitamin D-Mangel leiden. Somit stieg in den letzten Jahren auch die Zahl der Erkrankten, die an Brustkrebs, Darmkrebs oder Nierenkrebs litten. Ist dies ein Zufall? Wohl eher nicht. Auch andere Erkrankungen wie Demenz oder Parkinson lassen sich auf einen Vitamin D-Mangel zurückführen. Schwangere Frauen, die nicht genügend Vitamin D in sich tragen, leiden häufiger in der Schwangerschaft an Parodontose. Es ist noch nicht genau geklärt, warum der Vitamin D-Mangel für all diese Krankheiten verantwortlich ist oder wo genau der Auslöser liegt. Es gibt aber einfach ein gesundheitliches Risiko für alle Menschen, die nicht genügend Vitamin D zu sich nehmen.

Warum kann ein Vitamin D-Überschuss schädlich sein? Natürlich sind Nahrungsmittelergänzungen eine hervorragende Option, um den Mangel auszugleichen. Aber auch zu viel Vitamin D kann Folgen mit sich bringen. Mehr als 4000 I.E. sollten es am Tag nicht sein (oder doch eine andere Dosierung?

Dazu später mehr im Kapitel" Viele Studien - widersprüchliche Ergebnisse). Wer langfristig zu viele Vitamin D zu sich nimmt, kann seinen Körper ebenfalls schädigen. In der Medizin spricht man dann von Hyperkalzämie. Es kommt also zu einem zu hohen Kalziumspiegel in dem Blut. Dieser äußert sich durch Fieber, Müdigkeit und Erbrechen.

Es kommt aber nur in sehr seltenen Fällen zu einer Überdosierung. Durch eine normale Nahrungsaufnahme und die Sonne ist dies unmöglich. Schließlich wird das Vitamin D wieder vom Körper abgebaut. Dennoch sollte ein ständiger hoher Kalziumspiegel vermieden werden. Nieren, Herzen und die Lunge werden so geschädigt.

Das gesunde Mittelmaß ist auch beim Vitamin D sehr

wichtig. Wer dies findet, kann sich lange an seiner Gesundheit erfreuen.

Zur Selbstkontrolle hier einmal ein Überblick, welcher Vitamin D-Spiegel gefährlich oder günstig ist:

- < 5 schwerster Vitamin-D-Mangel

- 5 - 10 schwerer Vitamin-D-Mangel

- 10 - 20 Vitamin-D-Mangel

- 20 - 30 suboptimale Vitamin-D-Versorgung (relativer Mangel)

- 30 - 50 optimaler Vitamin-D-Spiegel

- 50 - 70 obere Norm

- 70 - 150 überdosiert, jedoch nicht toxisch

- 150 Vitamin-D-Intoxikation

Mögliche Symptome für einen Vitamin D-Mangel

Wer befürchtet, nicht ausreichend Vitamin D aufgenommen zu haben, sollte auf folgende Symptome achten:

- Übelkeit
- Schwindel
- Hüftschmerzen
- Rippenschmerzen
- kalte Hände
- kalte Füße
- Herzrasen
- Darmbeschwerden
- Rückenschmerzen
- Kreuzbeinschmerzen
- starke Nackenverspannungen
- Muskeln an Armen und Beinen- Kribbeln in den Muskeln
- Augenzucken
- Fingerschmerzen (so Rheumaartig)
- Knieschmerzen

Natürlich ist nicht ein einzelnes Symptom direkt ein Indiz für einen Vitamin D-Mangel, es schadet jedoch nicht, auf sich zu achten und notfalls einen Arzt aufzusuchen. Zeigt das Blutbild einen Vitamin D-Mangel, kann ein Gefühl des Wohlbefindens schließlich schnell wieder hergestellt werden.

Vitamin D – Unser Schutzschild

Von Vitamin D hat sicherlich jeder früher schon einmal gehört. Aber nur die wenigsten Menschen wissen auch, dass dieses Vitamin nicht nur für die Knochen und die Zähne gut ist. So wird dem Vitamin D auch nachgesagt, dass es Krebs hemmen soll und das Risiko für Herz-Kreislauf-Erkrankungen verringert. Aber ohne Sonnenlicht geht einfach nichts. Der Körper ist dann einfach nicht im Stande, Vitamin D zu produzieren.

Im Laufe der Zeit hat der Mensch immer mehr in der Dunkelheit oder in geschlossenen Räumen gearbeitet. Auf diese Weise litten viele Menschen immer häufiger unter Mangelerscheinungen. Dazu kamen katastrophale hygienische Bedingungen. Die Luft war dreckig und über den Städten hing eine große rußige Dunstglocke. So kam kein Sonnenstrahl in die Häusersiedlungen. Zu dieser Zeit kränkelten eine Menge Kinder und erkrankten an Rachitis. Es musste also ein entsprechendes Heilmittel gefunden werden.

Seit Beginn des 20. Jahrhundert weiß man nun auch, dass das Vitamin D nicht nur für starke Knochen sorgt, sondern auch den Kalziumstoffwechsel reguliert. Wer genügend Vitamin D zu sich nimmt, stärkt seine Knochen. Auf diese Weise lassen sich Knochenbrüche vermeiden. Auch ältere Menschen können mit genügend Vitamin D stärkere Knochen bekommen. In einer Studie wurde nun bekannt, dass Senioren, die regelmäßig und ausreichend Vitamin D zu sich nahmen, viel seltener einen Knochenbruch erlitten und seltener an Osteoporose erkrankten. Auch das Immunsystem und die Psyche werden beeinflusst. Wer genügend Vitamin D in seinem Blut hat, besitzt ein geringeres Risiko unter Gefäß- und Stoffwechselkrankheiten zu leiden. Somit würde auch das Risiko sinken, beispielsweise an einem Herzinfarkt zu erkranken.

Wer nicht genügend Vitamin D in seinem Körper hat, besitzt Studien zufolge ein 78 Prozent höheres Schlaganfall- und ein 45 Prozent höheres Herzinfarkt-Risiko. Es ist bisher aber noch nicht geklärt, ob der Mangel die Ursache für die Krankheit ist oder nur ein Begleitsymptom. Aber auch in Sachen Krebs kann Vitamin D eine Menge leisten. Ein hoher Anteil des Vitamins im Blut, sorgt dafür, dass sich das Risiko für Darm- oder Brustkrebs verringern kann. Dabei beugt Vitamin D aber nicht nur vor.

Auch die Bildung von Metastasen und das Tumorwachstum kann gehemmt und unterdrückt werden. Wer an einer Krebserkrankung leidet und einen hohen Vitamin D-Spiegel in seinem Blut hat, hat somit bessere Überlebenschancen. Schon heute ist Vitamin D in der Krebstherapie zu einem wichtigen Indikator geworden. Bisher konnten sehr gute Ergebnisse im Darm-, Brust-, Lungen- oder beispielsweise Prostatakrebs und Hautkrebs erzielt werden. Bei Patienten mit einem Vitamin-D-Spiegel verläuft die Erkrankung meist leichter und die wichtigsten - rezidiven Diagnosen werden seltener gestellt.

Was ist mit dem Immunsystem? Auch dies profitiert von dem Vitamin D. Es ist hier sogar ein wesentlicher Faktor, der nicht vergessen werden sollte. Fehlt das Vitamin, können die Killerzellen des Immunsystems – die T-Zellen nicht mehr reagieren. So können eben auch die Krankheitserreger im Körper nicht mehr bekämpft werden. Funktionieren die T-Zellen, so fahren sie eine Antenne aus, sofern sie auf Krankheiterreger treffen. Mit dieser Antenne oder auch Rezeptor, sucht die T-Zelle das Vitamin. Dieses wird von der T-Zelle benötigt, ansonsten würde sie ihre Aktivität einstellen. Ist also nicht genügend Vitamin D im Blut, können die T-Zellen nicht richtig arbeiten.

Vitamin D ist auch für unsere Muskeln von existenzieller Bedeutung. So werden die Muskeln einfach stärker und können entsprechend auch mehr leisten. Die Springkraft und auch die Schnelligkeit können also mit ausreichend Vitamin D zunehmen. Die Muskelkraft nimmt mit der richtigen Dosis an Vitamin D zu. Bei Senioren führt eine stärkere Muskulatur dazu, dass sie insgesamt eine bessere Körperhaltung haben und weniger Schmerzen - dafür aber einen besseren Halt. Dadurch bedingt kommt es auch seltener zu Gleichgewichtsproblemen.

In einigen Lebensphasen besteht ein erhöhter Vitamin D-Bedarf.

Dies ist besonders der Fall bei:

- Kinder und Jugendlichen in der Wachstumsphase

- Schwangeren Frauen und stillenden Mütter

- Menschen mit Nierenleiden (erhöhte Ausscheidung von Vitamin D)

- Menschen, die nur geringer Tageslichtbestrahlung ausgesetzt sind

- Vegetariern

- Menschen mit einer Nebenschilddrüsen-Überfunktion

- Älteren Menschen

Das Gehirn ist das wichtigste Element des menschlichen Körpers. Und auch hier zeigt das Vitamin D seine Wirkung. Vor allem die aktive Form Calcitriol ist wichtig. Es befinden sich in den Schlüsselregionen unseres präfrontalen Kortex, Kleinhirn (Cerebellum), Thalamus und Hippocampus die Vitamin D-Rezeptoren, die nur darauf warten, unsere Hirnaktivität zu steigern. Darüber hinaus gibt es im Gehirn auch noch Enzyme, die die lokale Synthese von Calcitriol im Gehirn anstoßen. Somit kann Vitamin D auch das zentrale Nervensystem beeinflussen.

Kann Vitamin D so unter Umständen auch für andere Erkrankungen des Gehirns genutzt werden? Dieser Frage gehen die Forscher nun auf die Spur. Unter Umständen lassen sich neurologische und psychiatrische Krankheiten in Zukunft viel einfacher behandeln.

Schon heute wissen die Experten, dass Vitamin D bei Depression, Multiple Sklerose, Demenz, Parkinson und Schlaganfall eine wichtige Schlüsselrolle spielt. Auch krankheitsbedingter Komplikationen können teilweise mit Vitamin D gemildert werden.

Weiterhin ist Vitamin D auch für verschiedene Stoffwechselprozesse von entscheidender Bedeutung. Somit findet sich auch bei vielen Menschen, die übergewichtig sind, ein zu niedriger Vitamin D-Spiegel im Blut. Aber ist dieser Mangel nun auf das Übergewicht zurückzuführen oder sind die Betroffenen dick, weil sie zu wenig Vitamin D im Körper haben?

Für beide Thesen gibt es entsprechende Argumente. So ist es beispielsweise nachgewiesen, dass Menschen im Winter mehr Speck ansetzen. Zu dieser Zeit geht auch der natürliche Vitamin D-Spiegel in den Keller, weil die Sonne nicht mehr so oft scheint.

Aber Vitamin D wird unter anderem auch im Fettgewebe gespeichert. So könnte zu viel Fett das Vitamin im Blut entziehen.

Wer also unter Übergewicht leidet, sollte verstärkt darauf achten, seinem Körper ausreichend Vitamin D zuzuführen. Auf diese Weise lassen sich weitere Krankheiten oder Beschwerden verhindern.

Zwar gibt es bis heute noch keine eindeutigen Studien, die das belegen können, aber Vitamin D soll auch bei Diabetes eine entsprechende positive Wirkung erzielen. Es ist also auch in diesem Fall, den Patienten anzuraten, sich um ausreichend Vitamin D in der Ernährung zu bemühen. Unter Umständen kann Diabetes mit einem ausreichenden Vitamin D-Spiegel auch verhindert werden.

Fest steht, jedenfalls heute schon, dass die medizinische Relevanz von Vitamin D auf keinen Fall mehr abzustreiten ist.

Ermittlung des persönlichen Vitamin D – Status

Wer einem möglichen Vitamin D-Mangel vorbeugen möchte, kann seinen persönlichen Vitamin D-Status abfragen bzw. bestimmen lassen. Dazu ist eine ärztliche Untersuchung notwendig. Bei dieser werden unter anderem Blutproben entnommen. Anhand dieser Probe kann dann untersucht werden, wie viel Vitamin D im Körper vorhanden ist und ob möglicherweise ein Mangel besteht.

Eine solche Behandlung ist auch bekannt als:

- Vitamin-D-Setup

- Vitamin-D-Anfangstherapie

- Dekristol-Therapie

- Vitamin-D-Therapie

Patienten sollten auch ältere Laborwerte zu einem solchen Termin mitbringen. Wer seinen Vitamin D-Status bestimmen lassen möchte, muss die Kosten jedoch alleine tragen. Die gesetzlichen Krankenkassen übernehmen diese in der Regel nicht. Die Kosten für die Laborarbeiten können zwischen 20 und 30 Euro pro Patient liegen. Wird jedoch ein Mangel erkannt oder auch ein zu hoher Vitamin D-Spiegel, zahlen sich diese 20 bis 30 Euro wirklich aus.

Ein Blutbild sagt schon sehr viel aus, doch können Laborwerte auch trügen. Deshalb werden die Laborergebnisse hinter fragt und neben der Blutuntersuchung erfolgt auch noch ein ausführliches Gespräch über die persönliche gesundheitliche Situation. Eventuell vorhandene Symptome werden erfragt und bewertet. Oft wird im Vorfeld ein Fragebogen ausgehändigt, der ebenfalls besprochen wird.

Liegt nun tatsächlich ein Vitamin-D-Mangel vor, wird ein passendes Vitamin D- Präparat ausgewählt und rezeptiert und natürlich ein Termin zur Kontrolluntersuchung vereinbart.

Die optimale Vitamin D-Dosis

Der Körper sollte das ganze Jahr über optimal mit dem Vitamin D versorgt werden. Im Jahresverlauf kommt es aber immer wieder zu Schwankungen. Vor allem der Winter ist äußerst schlecht für den Vitamin D-Spiegel. In dieser Zeit zieht sich der Körper seine Vitamin D-Reserven aus dem Fettgewebe. So bleiben aber nicht mehr viele übrig. Im Laufe des Winters wird etwa die Hälfte verbraucht. Wer da schon zu Beginn nur wenige Reserven gebunkert hat, wird einige Probleme bekommen. Ab Absinken des Vitamin D-Depots kann ein gesundheitsschädliches Niveau erreichen.

Im Sommer kann der Speicher meist viel schneller und auch einfacher gefüllt werden. So reichen in der Regel fünf bis zehn Minuten Mittagssonne aus. Auf diese Weise werden etwa 10 000 IE Vitamin D gebildet. Im Winter wird es aber etwas schwieriger. Oftmals wird gesagt, dass bereits 15 Minuten spazieren gehen reichen, um den Vorrat aufzufüllen. Dem ist aber nicht so!

In unserem Breitengrad steht die Sonne in den Wintermonaten einfach zu tief. So können nicht genügend UV-Strahlen zur Bildung von Vitamin D durchgelassen werden. In dem Zeitraum Oktober bis März herrscht bei uns, aus natürlicher Sicht, Vitamin D-Mangel. Im Winter kann die Sonne also nicht dabei helfen, die Vorräte an Vitamin D aufzufüllen. Aber auch die Ernährung kann hier nicht alles leisten. Pro Tag braucht jeder Mensch 2000 bis 3000 IE. Es muss also ein perfektes Zusammenspiel aus unterschiedlichen Methoden gefunden werden. Nur auf diese Weise kann ein Vitamin D-Mangel verhindert werden.

Viele Studien - widersprüchliche Ergebnisse

Wo unzählige Studien nachgewiesen haben wollen, dass schon geringe Mengen an Vitamin D, bei verschiedenen Krebsarten vorbeugend eingesetzt werden kann, stellt eine andere Studie fest, dass die bisher empfohlene Menge eine Lachnummer ist. Das zehn bis zwanzigfache ist nötig, um wirklich eine präventive Wirkung zu erzielen. Die derzeit als Empfehlung angegebene Menge reicht lediglich aus, um einer Rachitis vorzubeugen, was zweifellos auch schon ein Erfolg ist, die Kapazitäten vom Vitamin D jedoch bei weitem nicht ausschöpft.

Das Medizinische Institut IOM und andere industrielle Lobbyisten in der Krebsforschung haben die positive Wirkung von Vitamin D bisher erfolgreich bagatellisiert haben, ergibt eine neue Studie jetzt beweisende Erkenntnisse in Bezug auf die Wahrheit, die wir bereits seit langem erkannt haben. Vitamin D muss in erheblich größeren Mengen dem Körper zugeführt werden als bisher angenommen. Ein Erwachsener mit durchschnittlichem Gewicht und durchschnittlicher Gesundheit muss mindestens sind 100 bis 200 µg zu sich nehmen, damit die Vorbeugung gegen Diabetes, Krebs, Knochen und Nervenkrankheiten Sinn macht. Die derzeitige Empfehlung liegt bei sind 10 bis 20 µg, vermutlich weil die Hersteller von Medikamenten die positive Wirkung von Vitamin D bewusst verharmlosen wollen.

An dieser bahnbrechenden Studie wirkten Wissenschaftler mehrerer amerikanische Universitäten mit. Unter anderem waren die Uni Kalifornien und die medizinischen Fakultäten der Unis in San Diego und Omaha beteiligt. Es konnte in dieser Studie eine Beziehung zwischen der Dosis des zugeführten Vitamin D und dem nachweisbaren Vitamin D-Spiegel im Blut aufgedeckt werden.

Eine Neuigkeit, die das Gesundheitswesen aufrütteln muss. Statt Krankenkassenbeiträge zu steigern, sollte überdacht werden inwieweit der finanzielle Zusammenbruch der Gesundheitswesen in den einzelnen Ländern durch Kostensenkung zu verhindern ist. Wenn ein einfaches Vitamin über so vielfältige Wirkungsweisen, die degenerativen Erkrankungen verhindern, verfügt, können die Kosten für zeitaufwendige und teure Therapien deutlich gesenkt werden.

»Wir haben herausgefunden, dass bei Erwachsenen die Einnahme von 4.000 bis 8.000 IE (das sind 100 bis 200 µg) erforderlich ist, um den Blutspiegel von Vitamin-D-Stoffwechselprodukten auf dem Niveau zu halten, das notwendig ist, um das Risiko für verschiedene Erkrankungen – Brustkrebs, Dick-

darmkrebs, Multiple Sklerose und Diabetes Typ-1 –
um die Hälfte zu verringern«, Zitat von Dr. Cedric
Garland.

Als Professor für Familien- und Präventivmedizin
arbeitet dieser namhafte Forscher an der Universität
in San Diego im kalifornischen Moores-Krebs-
Zentrum. Er zeigte sich sehr überrascht, wie viel
mehr Vitamin D nötig ist, um den Vitamin D-Spiegel
auf einem Level zu halten, der wirklich ausreicht, um
Krankheiten zu verhindern - und zwar mehr Krankheiten, als nur die Rachitis.

Nur 10 % der Bevölkerung leiden nicht unter einem
Vitamin D-Mangel. Die Zahl ist alarmierend! Sie
beruht auf einen repräsentativen Probandenkreis von
3000 Personen. Besonders erschreckend ist die Tatsache, dass 90 % der Freiwilligen trotz der Einnahme
von Nahrungsergänzungsmitteln, speziell Vitamin D-
Präparate, an einem Vitamin D-Mangel litten. Dabei
wurde von dem derzeitig als gesund angesehenen
Wert zwischen 40 bis 60 ng/ml Blut ausgegangen. In
der Naturheilkunde wird ein höherer Wert
empfohlen, der die Zahl der Mangelleidenden noch
erhöhen würde.

Wer über die Zusammenhänge nachdenkt, darf sich
getrost fragen, was das IOM mit seinen Empfehlung-
en zu Vitamin D bezweckt. Will es der amerikan-
ischen Gesellschaft bewusst schaden? Oder will es der

Krebsindustrie die Profite sichern? Fest steht jedenfalls, dass die gesamte amerikanische Bevölkerung
einen Vitamin D-Mangel erleiden wird, wenn sie sich
an die Empfehlungen des IOM halten.

Um die Dramatik zu minimieren, definierte das
Medizinische Institut einfach die Werte neu, was aus
einem bestehenden Vitaminmangel einen akzeptablen
Wert im unteren Bereich macht. Dabei reicht der
Wert bei weitem nicht aus, um Krankheiten vor-
zubeugen.

Was hat das Gesundheitssystem zu befürchten, dass
die Wahrheit über Vitamin D wie ein Staatsgeheimnis
gehütet wird? Ganz einfach - auch wenn Gesund-
heitsberufe als soziale Berufe gelten, ist das Gesundheitssystem egal in welchem Land ein rein wirtschaft-
liches System. Geld kommt nur herein, wenn teuer
behandelt wird - ein paar Vitaminpillen oder gar ein
Strandspaziergang bringen kein Geld in die Kassen.

Was sollen die Pharmakonzerne, die Krebsmedi-
kamente herstellen machen, wenn keiner mehr krank
wird? Kein Wunder, dass lieber die tollen Ergebnisse
neuer Chemotherapien publiziert werden, um bereits
Erkrankten Hoffnung zu geben, statt Gesunden zu
sagen: Die Therapie könnt Ihr Euch sparen, wenn Ihr
genug Vitamin D zu Euch nehmt...

Wer hätte gedacht, dass eine Wirtschaftsmacht sich

von einem Vitamin bedroht fühlt? Und das nur aus drei einfachen Gründen:

1.
Vitamin D ist eine kostenfreie Ressource, weil es sich durch Sonne bildet

2.
Vitamin D ist völlig unschädlich, auch wenn es als Nahrungsergänzungsmittel eingenommen wird.

3.
Vitamin D kann von vielen Menschen gefürchtete Krankheiten verhindern - eben die Krankheiten, denen sich die Pharmaindustrie ausführlich widmet

Es bleibt zu fragen, ob es tatsächlich eine Überdosierung geben kann? Im Grunde genommen schon, jedoch nicht so schnell wie zu befürchten steht, wenn man sich an den derzeit aktuellen Empfehlungen orientiert.

Zusammenfassende Bemerkungen von Garand

Voraussetzungen:

Anzahl der Teilnehmer: 3667

Untersucht wurde die Einnahmegewohnheit von Vitamin D.

Ergebnisse:

- selbst eine Einnahme von 10000 IE bzw. 250 µg Vitamin D wirkte sich in keinster Weise schädlich aus

- die Erhöhung der Tageseinnahme um 1000 IE führt zu einem Anstieg des Blutwertes um 10 ng/ml, sofern ein deutlicher Vitamin D-Mangel vorliegt

- Personen mit einem normalen Vitamin D-Spiegel von über 30 ng/ml verzeichneten noch eine Erhöhung von 8 ng/ml, wenn die Tagesdosis um 1000 IE erhöht wurden

- Personen mit einem Vitamin D-Spiegel von über 50 ng/ml verzeichneten nur noch einen Anstieg 5 ng/ml bei Erhöhung der Tagesdosis um 1000 IE

- Daraus kann folgender Schluss gezogen werden: Die Umsetzung von Vitamin D-Ergänzungsmitteln nimmt ab, je höher der Vitamin D-Spiegel ist

- Seit mehr als zehn Jahren steigen die Verkaufszahlen von Vitamin D-Präparaten an. Im Vergleich zu 2002 entspricht das einer

Steigerung um 600 Prozent.

- Eine toxische Wirkung ist relativ sicher auszuschließen, selbst die Einnahme von 40000 IE täglich, wird keine Vergiftung nach sich ziehen

Die Bevölkerung in Industrienationen benötigt mehr Vitamin D

Spätestens diese Untersuchung hat gezeigt, dass jeder gesundheitsbewusste Mensch seinen Vitamin D-Bedarf im Auge behalten sollte und ggf. mit der Einnahme von Nahrungsergänzungsmitteln optimieren sollte. Vor allem in den sonnenärmeren Monaten gilt es, besonders darauf zu achten, keinen Vitamin D-Mangel zu erleiden.

»Jetzt, wo die Ergebnisse der Untersuchung vorliegen, wird es für fast jeden Erwachsenen normal werden, 4.000 IE pro Tag einzunehmen. Das liegt deutlich unter den 10.000 IE, die der Bericht des Medizinischen Instituts als die Risikountergrenze ansieht, und bringt substantielle Verbesserungen. «

Zitat Garland

Der Biomediziner Robert P. Heany von der Creighton Universität sieht in den Studienergebnissen die Notwendigkeit für jeden, mehr Vitamin D zu sich zu nehmen, um aktiv hinsichtlich verschiedener ernsthafter Erkrankungen vorzubeugen.

Es scheint, dass der Zeitpunkt gekommen ist, wo weder Medizinisches Institut noch Krebsindustrie verhindern können, dass die Wahrheit über Vitamin D publiziert wird. Auch die amerikanische Zulassungsbehörde für Arzneimittel wird weder die positive Wirkung des Vitamins verschleiern können, noch kann sie verhindern, dass die Informationen sich endlich auch verbreiten und einer breiten Öffentlichkeit zugänglich gemacht werden.

Jeder kann ein Aktivist der Wahrheit werden, indem er die sozialen Netzwerke nutzt, um diese Informationen mit Freunden und Familie zu teilen. Nur wenn viele Menschen informiert sind, kann sich dieses Wissen positiv auswirken. Was Aufklärung bewirkt, ist beispielsweise an der Verbreitung von Infektionskrankheiten deutlich zu sehen. Ohne Aufklärung verbreiten sie sich wie ein Lauffeuer. Sind die Leute jedoch informiert, können Ansteckungen verhindert werden.

Wer die ganze Studie lesen möchte, findet sie unter dem Titel »Vitamin-Ergänzungsdosen und Serumkonzentration von 25-Hydroxy-Vitamin D in der Größenordnung, die mit Krebsprävention in Zusammenhang gebracht wird« Publiziert wurde die Studie von Cedric F. Garland, Christine B. French, Leo L.

Baggerly und Robert P. Haney.

Anthony Norman, ein Professor für Biochemie und -medizin erklärt, dass die Studie bahnbrechend ist, weil langerwartete Einsichten geliefert werden, die die Beziehung zwischen Dosis und Serumlevel von Vitamin D aufzeigen. Außerdem sieht der Professor die Notwendigkeit, die empfohlenen Tageswerte zu korrigieren, weil sich aufgrund dieser Studie die Ängste vor Vergiftungen erheblich verringern und die Sicherheit der Präparate untermauert wird.

Die gemeinnützige Dienstleistungsorganisation GrassrootsHealth (GRH) arbeitet gemeindebasiert und hat die gemeindebasierte Datensammlung für diese Studie zur Verfügung gestellt. Die GRH unterstützt die Förderung des öffentlichen Bewusstseins in Bezug auf Vitamin D.

Exkurs: Das vergessene Vitamin K2

Was ist Vitamin K2?

Die wenigsten wissen wie wichtig Vitamin K für ihren Körper ist.

Vitamin K gehört wie auch Vitamin A, D und E zu den fettlöslichen Vitaminen. Vitamin K ist eigentlich eine Gruppe von fettlöslichen Vitaminen, die für eine funktionierende Blutgerinnung (sprich: K1), für starke Knochen und gesunde Arterien (sprich: K2) lebensnotwendig sind.

Nebenbei: Es gibt zwar noch das Vitamin K3 (Menadion) in einer synthetischen Form, wird heute aber nicht mehr eingesetzt!

Das Vitamin K aktiviert Proteine in unterschiedlichsten Organen, nämlich den Blutgerinnungfaktor in der Leber, in den Knochen und in den Arterien. Diese Proteine helfen im Körper, Blut zu gerinnen, Calcium in den Knochen zu binden und die Arterien von Calciumablagerungen zu reinigen. Ein Mangel an Vitamin K2 wird daher mit einem erhöhten Risiko für Arteriosklerose und Osteoporose in Zusammenhang gebracht.

Vitamin K2 schützt die Arterien

Vitamin K ist nicht nur, wie eingangserwähnt für die Blutgerinnung zuständig, sondern spielt auch für die Prävention und die Rückbildung von Arterienverkalkungen (arteriosklerotischer Plaque) eine große Rolle.

Was ist arteriosklerotischer Plaque?

Durch schlechte Ernährung und hoher Blutdrucks entstehen mikrofeine Risse an den Innenwänden der Arterien. Unser Körper versucht natürlich diesen Schaden so schnell wie möglich zu beheben. Wenn jedoch dem Körper die nötigen Vitalstoffe (Vitamin C und Vitamin E) fehlen, sucht er nach einer Notlösung, um die Risse notdürftig zu reparieren. Hierbei verwendet der Körper eine bestimmte Form von Cholesterin (LDL-Cholesterin) welches Calcium und andere Stoffe aus dem Blut anzieht und damit die Risse der Gefäße stopft. Diese Kalkablagerungen werden als sogenannte Plaque bezeichnet und können zu einem tödlichen Herzinfarkt oder Schlaganfall führen, wenn diese sich lösen.

Weitere nichtgewollte Plaquebildung

Vitamin K2 aktiviert bestimmte Eiweiße(MGP), welches für die Regulierung von Kalzium in den Arterienwänden zuständig ist. Besteht ein Vitamin K-Mangel, so können diese Eiweiße nicht aktiviert werden, was zu Calciumablagerungen in Form von arteriosklerotischer Plaque führt. Das erklärt auch, warum Patienten, die Blutgerinnungshemmer einnehmen, welche die Wirkung von Vitamin K hemmen(Beispiel: Marcumar) unter einer beschleunigter Arteriosklerose leiden.

In Studie wurde nachgewiesen, dass Teilnehmer, die Vitamin K2-reiche Nahrung zu sich nahmen, deutlich weniger Kalkablagerungen in den Arterien aufwiesen. Gleichzeitig hatten diese Personen ein 50% verringertes Risiko, an einer Herz-Kreislauferkrankungen zu sterben. Diese Reduzierung zeigte sich nur bei Personen, die mehr als 32 µg Vitamin K2 pro Tag zu sich nahmen - und nicht bei jenen, die viel Vitamin K1 konsumierten.

Vitamin K und D schützen das Herz

Die Wirkung von Vitamin K bei der Vorbeugung von Herzerkrankungen hängt sehr eng mit Vitamin D zusammen. Beide Stoffe arbeiten Hand in Hand, um die Produktion eines bestimmten Proteins zu steigern, welches die Blutgefäße vor Verkalkung schützt. Daher ist es wichtig, beide Vitamine durch die Nahrung, durch Sonnenlicht oder durch Nahrungsergänzungsmittel zu sich zu nehmen.

Vitamin K schützt die Knochen

Osteocalcin, ein wichtiges Protein benötigt Vitamin K

um Kalzium in die Knochen einzulagern.

Bei einem Vitamin K2-Mangel kann Osteocalcin Kalzium nicht regulieren, wodurch sich der Kalziumgehalt in den Zähnen und Knochen vermindert und diese dann porös werden. Gleichzeitig lagert sich Kalzium in den Arterien an. Ausreichend Vitamin K2 kann diesen Vorgang umkehren.

Vitamin K in der Nahrung: K1 und K2

Vitamin K ist für den Menschen essentiell und kann daher vom Körper nicht selber hergestellt werden. Vitamin K1 findet man in vor allem in grünem Blattgemüse, wie Blattsalat, Spinat, Brokkoli und Kohl. Allerdings wird nur sehr wenig Vitamin K1 vom Körper aufgenommen. Des Weiteren verarbeitet die Leber einen Großteil des K1 für die Blutgerinnung, wodurch für alle anderen Gewebe Schlussendlich wenig übrig bleibt.

Vitamin K2 hingegen wird vom Körper weitaus besser aufgenommen. Deshalb ist Vitamin K2 die wirksamste Form von Vitamin K.

Des Weiteren wird Vitamin K2 von Mikroorganismen gebildet – unter anderem auch von den Bakterien unserer eigenen Darmflora und kann so direkt über die Darmzellen aufgenommen werden. Auch Sauerkraut, Butter, Eidotter, Leber, Innereien und in bestimmten

Käsesorten sind sehr gute Vitamin-K2-Quellen.

Vitamin K bei Vitamin D-Dosierungen

Bei höheren Dosen an Vitamin D3 kann es, wie bereits in Kapitel: "Ein weltweites Problem Vitamin D3-Mangel..."erwähnt, zu einem hohen Kalziumspiegel im Blut kommen.

Ein hoher Kalziumspiegel birgt die Gefahr, dass sich Plaque an den Innenwänden der Gefäße ablagert und es so zu einer Arterienverkalkung kommen kann.

Um dem entgegenzuwirken, sollte man immer zu Vitamin D3 parallel Vitamin K2 zu sich nehmen.

Jeff Bowles, der im Selbstversuch täglich eine hohe Dosis an Vitamin D3 zu sich nahm, nachzulesen in seinem Buch: "Hochdosiert: Die wundersamen Auswirkungen extrem hoher Dosen von Vitamin D3: das große Geheimnis, das Ihnen die Pharmaindustrie vorenthalten will" (Mobiwell.com 2013; ISBN: 978-3981409895) empfiehlt zu je 5.000 - 10.000 I.E. D3, eine bis zwei Kapseln Vitamin K2 einzunehmen.

Da Vitamin D3 und Vitamin K2 Fettlöslich sind, eignet sich die Einnahme am besten zu einer fetthaltigen Hauptmahlzeit.

Mehr über das Vitamin K im 2. Teil des Buches...

Die Ernährung allein schafft es nicht

Es gibt Nahrungsmittel, die als Vitamin-D-Quellen gelten. Viel von diesem Vitamin findet sich in Lebertran. Aber nicht jeder möchte sich diesem Geschmackserlebnis hingeben. Entsprechend sollte nach anderen Quellen gesucht werden.

Auf jeden Fall gehört Fisch regelmäßig auf den Speiseplan. Besonders die fettreichen wie Lachs, Sardinen oder Hering haben eine Menge Vitamin D zu bieten.

Es soll auch Menschen geben, die mit Fisch nicht viel anzufangen wissen. Hier kann auch auf Milchprodukte (wenn dann Rohmilch direkt vom Bauer) und (Bio)Eier zurückgegriffen werden. Und auch die verschiedenen Pilzarten, wie Shiitake- oder Steinpilze liefern viel Vitamin D. Diese Lebensmittel enthalten aber immer noch nicht so viel Vitamin D, wie Fisch.

Viele finden nicht den Geschmack von Fisch abscheulich, sondern sind nur vom Gräten suchen genervt. Hier gibt es Lösungen! Fischfilets oder Fischfrikadellen sind nur einige. Wer Fisch jedoch einfach wirklich nicht mag, muss unbedingt nach Alternativen suchen.

Aber dennoch kann auch eine gute Ernährung einfach nicht die Sonne ersetzen. Es werden mit den richtigen Lebensmitteln gerade einmal 20 Prozent des Bedarfes gedeckt. Das könnte man nur schaffen, wenn man sich ausschließlich oder vorwiegend mit Fisch ernähren würde. Außer für Eskimos ist dies wohl keine adäquate Form der Ernährung.

Eine Tabelle, mit wichtigen Lebensmitteln, die viel Vitamin D enthalten:

Lebensmittel mit Vitamin D pro 100 g	1000 µg = 1 mg
Lebertran	330 µg
Matjeshering geräuchert	28 µg
Pilze getrocknet	28 µg
Champignon getrocknet	28 µg
Hering frisch gegart	26 µg
Morchel getrocknet	26 µg
Aal	25 µg
Bückling	25 µg
Rotkappe	23 µg
Steinpilz	23 µg
Sardelle	22 µg
Sprotte	22 µg
Sardinops	22 µg
Forelle	22 µg
Butterpilz	21 µg
Pfifferling	21 µg
Sardelle	20 µg
Regenbogenforelle	20 µg
Anchosen	20 µg
Vitamin D – Wichtiger Baustein des Lebens	Seite	12
Anchovis	20 µg
Lachs geräuchert	18 µg
Edel-Reizker getrocknet	18 µg
Schwarzer Heilbutt geräuchert	17 µg

Bewegung ist ein anderer ganz wichtiger Aspekt, um die Vorräte an Vitamin D wieder aufzufüllen. Dabei ist natürlich nicht die Bewegung vom Sofa ins Bett gemeint. Sondern es muss raus an die frische Luft gegangen werden. Und das bei jedem Wetter. Der Weg ins Büro kann anstatt mit dem Auto auch mal zu Fuß oder mit dem Rad erledigt werden. Und am Nachmittag bietet es sich auch mal an, einfach noch eine Runde spazieren oder joggen zu gehen. So wird nicht nur der Vitamin D-Speicher aufgefüllt, sondern auch das Immunsystem und auch andere Bereiche des Körpers gestärkt.

Wir müssen endlich von diesem dunklen und tristen Leben wieder wegkommen und vielmehr hinaus in die freie Natur gehen. Die Wochenenden und Ferien sollten einfach aktiver an der frischen Luft gestaltet werden. Das tut der gesamten Gesundheit sehr gut. Erkrankungen und Wehwehchen lassen sich verhindern.

Die meisten Hundebesitzer geben als Grund für die Anschaffung übrigens an, dass sie einfach mehr rausgehen wollten, sich selbst aber nicht aufraffen konnten. Und mit Hund muss man eben raus. Jedenfalls wenn man nicht permanent Pfützchen und Häufchen wegputzen will. Trotzdem muss man sich keinen Hund anschaffen - und sollte dies auch nur dann tun, wenn der Hund auch sonst ins Familienleben passt und artgerecht gehalten werden kann.

Spaziergänge oder Gartenarbeit helfen unserem Vitamin D-Haushalt im Gleichgewicht zu bleiben. In
diesem Zusammenhang ist natürlich die Sonne ein
wesentlicher Faktor. Der Sommer sollte genutzt
werden, um möglichst viel Zeit in der freien Natur
verbringen zu können. Auf diese Weise kann das Vitamin D auch in den Fettzellen gespeichert werden.
Schwimmbad oder Wiese warten. Und auch die Mit-
tagspause kann einfach mal draußen verbracht
werden.

Das Mittagessen muss nicht immer in der Kantine
eingenommen werden. Es kann auch prima ein Pick-
nick veranstaltet werden. Da bekommt man auch
gleich viel mehr Lust, weiter zu arbeiten. Wer seinen
Winterurlaub plant, sollte das Ziel genau überlegen.
Anstatt auf die Skipiste kann es lieber in die Sonne
gehen.

Vitamin D als Therapieform (Arzt / Heilpraktiker)

Es gibt verschiedene Arten der Vitamin D-Therapie. Dabei ist die beste Behandlung immer noch die Sonne selbst. Ausreichend Sonnenstrahlen sorgen dafür, dass sich genügend Vitamin D bilden kann. Somit bleibt das Vitamin doppelt so lange im Blut, als würde es aus der Nahrung gezogen werden. Die Sonnentherapie ist vollkommen kostenlos und hier muss auch nur bedingt auf die Dosis geachtet werden - und zwar nur, wenn es um die direkte Sonneneinstrahlung geht.

Es gibt aber natürlich auch noch andere Therapien. Diese setzen jedoch immer das Bestimmen des Blutwertes voraus. Das Ergebnis dieser Blutanalyse zeigt dann das Ziel der Therapie. So kann unter anderem ein optimaler Vitamin D-Blutwert erreicht oder ein Vitamin D-Mangel behoben werden.

Neben den Sonnenbädern könne auch Injektionen, Tabletten, Tropfen oder Kapseln mit Vitamin D in Betracht kommen.

Sonnenbäder als Therapie können aber nur in den Regionen durchgeführt werden, in denen die Sonne auch hoch am Himmel steht. In Mitteleuropa kann man sich nicht unbekleidet oder teilweise bekleidet der Sonne aussetzen. Schließlich bringen die UV-Strahlen auch so einige Gefahren mit sich.

Injektionen sollen immer nur durch einen Arzt oder Heilpraktiker gesetzt werden. Hier werden dann Dosierungen von z. B. 50.000 IE in wöchentlichen Abständen durchgeführt. In diesem Fall muss nicht nur ein ausführliches Erstgespräch erfolgen, sondern auch eine gründliche Untersuchung.

Oftmals gibt es die Vitamin D-Therapie in Form von Tabletten, Tropfen und Kapseln. So kann immer und überall das Sonnenvitamin dem Körper zugeführt werden. Diese Form der Therapie kommt einer natürlichen Aufnahme von Vitamin D sehr nahe. Zudem ist es effektiv und gut kontrollierbar. In der Regel entscheiden sich die meisten Menschen für Tropfen und Kapseln. In den Tabletten finden sich neben dem Wirkstoff auch noch zahlreiche andere Fremdstoffe. Diese könnten unter Umständen die Therapie stören oder Unverträglichkeiten hervorrufen. So ist es unter anderem für Allergiker fast unmöglich, Tabletten einzunehmen. Besser sind in diesem Fall auch wieder die reineren Tropfen und Kapseln.

Bestimmte künstliche Sonnen, die auch zur Behandlung der Winterdepression eingesetzt werden, sind auch Möglichkeiten, den Vitamin D-Gehalt zu optimieren.

Ein paar spezielle Gedanken zum perfekten Vitamin D-Spiegel

Wie vorhin bereits beschrieben, stellen wir fest: Unserer Körper bildet Vitamin D zum größten Teil selbst, allerdings wird hierzu Sonnenlicht benötigt. Leider ist ein Vitamin D-Mangel oft vorprogrammiert, was an unseren derzeitigen Lebensbedingungen zurückzuführen ist. So kann es vorkommen, dass wir beispielsweise aufgrund von schlechten Wetterbedingungen tagelang oder wochenlang keinen Sonnenstrahl erhalten.

Ebenso sind es die beruflichen Situationen, wie zum Beispiel das Arbeiten in geschlossenen Räumen, welche zu einem Vitamin D -Mangel führten. Hinzukommt, dass über 50 Prozent aller Deutschen einen Mangel an Vitamin D zum Ende des Winters haben und dieser bei unter 20 µg/l liegt. Bei sehr langen Wintern kann der Spiegel sogar noch weiter absinken und durchaus richtig gesundheitsschädigend sein.

Was beeinflusst den idealen Vitamin D-Spiegel?

Im Normalfall hat jede Tagescreme einen Lichtschutzfaktor, wenn auch einen geringen. Trotzdem kann dieser bei einem beginnenden Vitaminmangel die Bildung von Vitamin D weiter hemmen, Symptome verstärken und dazu führen, dass wesentlich mehr Sonnenlicht nötig ist, um die gleiche Menge Vitamin D zu bilden, die der Körper produzieren würde, wenn keine Creme mit Lichtschutzfaktor eingesetzt wird.

Wer täglich Tagescremes oder auch Sonnencremes benutzt, welche über einen Lichtschutzfaktor verfügen, sollte gerade in den Wintermonaten darauf achten, dass der Vitamin D-Spiegel dauerhaft unter Kontrolle steht. Sollte ein Mangel festgestellt werden, wird der Arzt ein Vitaminpräparat empfehlen, welches unterstützend eingenommen werden kann.

Praxistipps um einen Vitamin D-Mangel zu beheben

Wichtig ist zunächst zu wissen, dass in der Nahrung nicht genügend Vitamin D vorhanden ist. Auch wenn man sich ausgewogen ernährt und darauf achtet, stets gesund zu leben, sollte man wissen, dass nur in wenigen Nahrungsmitteln die ideale Menge an diesem Vitamin vorhanden ist. Hier müsste man wirklich viel fetten Fisch und Innereien zu sich nehmen, um das Minium am täglichen Bedarf von Vitamin D erreichen zu können. Somit ist über die Nahrung die perfekte Deckung nicht im Mindesten zu erreichen.

Die perfekte Deckung bedeutet, den Richtwert - also die empfohlene Tagesdosis, zu sich zu nehmen. Seit dem Jahr 2012 ist dieser Richtwert des täglichen Bedarfes an Vitamin D von 20 Mikrogramm angegeben. Davor waren sich die Wissenschaftler einig, dass 5 Mikrogramm völlig ausreichend sind.

Doch die Erkenntnis, welche Probleme ein Vitamin D-Mangel machen kann, hat zu der Erkenntnis geführt, dass man einen fatalen Irrtum aufgesessen ist und diese geringe Tagesdosis auf eine optimalere Menge angehoben. Nach Adam Riese entspricht der neue Wert dem vierfachen. Also kein Wunder, dass Winterdepression und Co die Oberhand gewannen.

Der beste Praxistipp ist der Aufenthalt an frischer Luft. Spaziergänge, Gartenarbeit oder der Weg zur Arbeit mit dem Rad oder zu Fuß sind hier schon gute Anfänge. Denn nur durch ausreichend Sonnenlicht kann die Haut die wichtige eigene Produktion von Vitamin D durchführen. Dabei reicht auch indirekte Sonneneinstrahlung schon aus, um den Wert zu optimieren.

Selbsttest, ob bei Ihnen der Verdacht auf Vitamin D-Mangel besteht

Wie macht sich eigentlich ein Vitamin D-Mangel bemerkbar und welche Krankheiten kann solch ein Mangel hervorrufen? Darauf wurde schon am Anfang des Buches eingegangen. Doch die Liste der Symptome ist für die Früherkennung nicht unbedingt hilfreich.

Am Anfang zeigt sich bei vielen Menschen der Mangel in Form von Schwindelanfällen oder Nervosität und Unruhe. Wenn Sie diese Symptome bei sich entdecken, sollte ein Blick auf den Vitamin D-Spiegel geworfen werden.

Bei vielen Mitteleuropäern macht sich ein Vitamin D-Mangel vor allem in der Winterzeit bemerkbar. Die Gründe liegen klar auf der Hand, denn die meisten Menschen halten sich in aufgrund der kalten Temperaturen einfach in den warmen Räumen auf, was dazu führt, dass sie keine Sonne tanken können. So kann die Haut dann nicht ausreichend Vitamin D aufnehmen.

Weitere Symptome zeigen sich von Mensch zu Mensch ganz verschieden und so ist es meist sehr schwierig festzustellen, ob man wirklich an einem Vitamin D-Mangel leidet. Außerdem können unter anderem Konzentrationsprobleme oder Müdigkeit ebenfalls Anzeichen sein.

Oft macht sich ein Vitamin D-Mangel auch bemerkbar, wenn man unter einer permanenten schlechten Stimmung, an Nervosität und an Schlafstörungen leidet. Vielleicht hat man es selbst schon bemerkt, dass man auf bestimmte Situationen oder Fragen gereizt reagiert, was früher jedoch nicht der Fall war. Ein weiteres Symptom kann man darin erkennen, ob sich die eigenen Fingernägel sehr schnell abbrechen lassen. Vielleicht leidet man auch an Kopfschmerzen oder das Verhalten gegenüber Freunden hat sich negativ verändert.

Weiterhin haben Patienten, welche an einem Vitamin D-Mangel leiden, berichtet, dass sie an Muskelkrämpfen oder an Gliederschmerzen leiden. Wenn man einen genauen Aufschluss darüber haben möchte, ob man an solch einem Mangel leidet, dann sollte man den Hausarzt aufsuchen.

Dieser führt eine detaillierte Blutuntersuchung durch, die einen genauen Einblick darin gibt, ob ein Mangel an Vitamin D vorliegt oder nicht.

Um sich selbst zu testen, sollte man sich folgende Fragen stellen:

1.

Bin ich in letzter Zeit vermehrt müde?

2.

Bin ich häufig unkonzentriert, nervös oder gereizt?

3.

Wird mir oft schwindelig?

4.

Habe ich manchmal Gliederschmerzen?

5.

Fühle ich mich niedergeschlagen?

6.

Bekomme ich vermehrt Krämpfe in den Muskeln?

7.

Bin ich täglich weniger als 15 Minuten an der frischen Luft?

Wer mehr als 3 Fragen mit **"Ja"** beantwortet, sollte sich an seinen Hausarzt wende und über das Thema Vitamin D-Mangel sprechen.

Auswirkungen von Vitamin D

Wie wirkt sich Vitamin D auf das Skelett aus?

Das Vitamin D spielt eine sehr bedeutende Rolle in unserem Knochenstoffwechsel. Wird zu wenig Vitamin D produziert, kommt es bei Kindern zu Wachstumshemmungen, im schlimmsten Fall sogar bis hin zu einer Rachitis. Bei Erwachsenen wirkt sich der Vitaminmangel auf die Knochenmasse aus. Gerade bei älteren Menschen sollte man auf einen idealen Vitamin D-Gehalt achten, um somit einen übermäßigen Knochenmasseverlust vermeiden zu können. Kinder benötigen ebenso Vitamin D zum optimalen Aufbau des Skelettes.

Vitamin D trägt zudem zur Unterstützung der Aufnahme von Calcium im Darm bei. Vitamin D stärkt die Muskelkraft und trägt zur Förderung der neuromuskulären Koordination bei. Verfügt ein älterer Mensch über einen optimalen Vitamin D-Bedarf, dann können dadurch unter anderem Stürze oder auch Schwankungen vermieden werden. Gerade im hohen Alter kommt es oft zu Stürze, welche dann das Risiko eines Bruches von einem Knochen deutlich erhöhen.

Da Vitamin D zur Regulierung des Calciumspiegels beiträgt, wird für ein belastbares, stabiles und festes Skelett gesorgt. Vitamin D kann ebenso das Risiko von Krebserkrankungen, Herzinfarkten und Schlaganfällen reduzieren. Es unterstützt das Muskelsystem, Nervensystem, kräftigt unsere Zähne und kräftigt unser Immunsystem.

Wie wirkt sich ein Vitamin D-Mangel auf das Knochensystem aus?

Bei erwachsenen und älteren Menschen kann ein Mangel an Vitamin D unter anderem zu einer Knochenerweichung, welche auch Osteomalazie genannt wird, führen. Bei Kindern kann es zu Knochenverformungen, sprich Rachitis und zu Wachstumsstörungen kommen.

Eine Überversorgung mit Vitamin D tritt zwar äußerst selten auf, hier kann es dann zu Übelkeit, Verdauungsstörungen, Herzrhythmusstörungen oder auch zu Erbrechen kommen. Weiterhin kann eine Nierenverkalkung entstehen oder Nierensteine gebildet werden. Eine Überversorgung entsteht fast immer aufgrund von wahlloser Einnahme und Kombination von Nahrungsergänzungsmitteln.

Vitamin D bei Herz / Kreislauferkrankung

Oft werden wir in den Medien vor einer schädlichen Einwirkung der Sonne gewarnt. Sicherlich sollte man solche Warnungen auch definitiv ernst nehmen, da meist die Gefahr von Hautkrebs unterschätzt wird. Trotzdem darf die Sonne auch nicht komplett gemieden werden, denn dies kann zu anderen Krankheiten und zu Vitamin D-Mangel führen. Und letztendlich taugt die beste Krankheit nichts, wie der

Volksmund sagt. Hautkrebs oder Depression? Am besten beides nicht! Daher verantwortungsbewusst mit dem eigenen Aufenthalt in der Sonne umgehen.

Vitamin D gilt als das Sonnenhormon und in Verbindung mit dem Sonnenlicht kann der Körper Vitamin D selbst bilden. Wissenschaftler haben erkannt, dass sich dieses Vitamin sehr positiv auf unser Herz-Kreislaufsystem auswirkt. Leidet ein Mensch an einem hohen Blutdruck, dann erhöht sich sein Risiko an Herzinfarkt zu erkranken. Zudem wurde festgestellt, dass es nicht das Cholesterin ist, das für Erkrankungen von Herz und Kreislauf ursächlich verantwortlich ist. Die Ursache für Herzerkrankungen sind arterielle Entzündungen.

Wie so oft ist die Ernährung für ebendiese Entzündungen verantwortlich. Falsche Ernährung bedeutet ggf. auch Vitamin D-Mangel. Das erhöht sich das Sterberisiko in Form einer Herzerkrankung enorm, wenn ein Mensch an Vitamin D-Mangel leidet. Somit kann erwähnt werden, dass das Vitamin D vor jeglicher Art von Entzündung besten schützen und das Leben verlängern kann.

In den letzten Jahren wurden vermehrt Studien in Bezug auf einen Vitamin D-Mangel durchgeführt. Hierbei wurde festgestellt, dass ein Mangel sich nicht nur negativ auf das Knochensystem, den Bewegungsapparat, sondern auch auf das Herz- und Kreislaufsystem auswirkt. Die Ergebnisse der Studien erklären das Sonnenvitamin inzwischen zu einem wahren Allrounder, der das Risiko von vielen schwerwiegenden Krankheiten senken kann. Mit immer mehr schwerwiegenden Krankheiten wird ein Vitamin D-Mangel in Verbindung gebracht. Deshalb weisen die meisten Ärzte darauf hin, dass man auf einen idealen Vitamin D-Spiegel achten sollte, um somit einfach dem Risiko an einer schwerwiegenden Krankheit zu erkranken, aus dem Weg zu gehen.

Vitamin D bei Krebs

Neuesten Erkenntnissen zufolge wurde festgestellt, dass das Vitamin D auch gegen Krebs helfen kann. Vitamin D, das auch unter dem sogenannten Sonnenschein-Vitamin bekannt ist, bewies, dass es sich hierbei um ein wahres Heilungsvitamin handelt.

Sicherlich kann das Vitamin D nicht komplett den Krebs verhindern, dennoch aber schwere Erkrankungen, wie beispielsweise Diabetes, Herzerkrankungen oder auch multiple Sklerose abwehren. Schadet uns zu viel Sonnenlicht? Ja und nein, denn Sonnenlicht wird dringend für die Vitamin D Produktion benötigt. Vitamin D wird einfach von uns benötigt, um eine Vielzahl von Erkrankungen vorbeugen zu können. Zwar kann dieses Vitamin Speiseröhrenkrebs oder andere Krebsarten nicht verhindern, aber das Erkrankungsrisiko deutlich senken.

Studien mit Vitamin D haben immer wieder gezeigt, dass sich die Einnahme von diesem Vitamin positiv auf die Teilnehmer ausgewirkt hat. So hat man beispielsweise festgestellt, dass sich das Krebsrisiko enorm senkt und das sogar über 60 Prozent. Damit lassen sich viele Krebserkrankungen vermeiden.

Zudem sollte jeder Mensch darauf achten, dass er sich gesund, abwechslungsreich sowie gesund ernährt. Achtet man auch auf den idealen Richtwert von Vitamin D, dann kann das Risiko an einer schwerwiegenden Krankheit zu erkranken, enorm gelindert werden. Eine gute Ernährung wäre beispielsweise viel Obst, Gemüse und Vitamin D und Bewegung an der frischen Luft.

Wenn der Frühling endlich wieder da ist, zieht es viele Menschen nach draußen, um Sonne zu tanken. Daneben ist die Zeit ohne unsere Sonne für unsere Gesundheit leider nicht förderlich. Denn man sollte wissen, dass die UV-Strahlen auf unseren Körper einen sehr nützlichen Einfluss haben. Was gemeint ist, ist das Produzieren des lebenswichtigen Vitamin D´s. Vitamin D ist nicht nur für unsere Psyche sehr wichtig, sondern auch für unseren Stoffwechsel und für unser Immunsystem.

In den letzten Jahren zeigte sich in zahlreichen Studien oder Untersuchungen, dass Vitamin D einen beträchtlichen Einfluss auf unsere Gesundheit hat.

Dabei handelt es sich beim Vitamin D nicht um ein Vitamin, sondern eher um eine Vorstufe.

Ein Mangel an Vitamin D zeichnet sich nicht nur negativ auf unser Muskelsystem aus, sondern kann Diabetes, Infektionen und Bluthochdruck hervorrufen. Ebenso wurden zahlreiche Krebserkrankungen mit einem Mangeln an Vitamin D zurückgeführt.

Heutzutage wissen die meisten Menschen nicht, dass Knochenerweichungen die Folge eines Vitamin D-Mangels haben. Vitamin D ist für die Calcium- und Phosphoraufnahme zuständig und ebenso für die Einlagerung unserer Knochen. Dieses Vitamin verhindert die Ausscheidung von zu viel Kalzium über unsere Niere und verhindert bei Kindern eine Rachitis und bei Erwachsenen sowie älteren Menschen eine Knochenerweichung. Somit wird der Knochenaufbau verbessert und bei älteren Menschen Osteoporose verhindert.

Wenn der Vitamin D-Spiegel unter dem normalen Richtwert, also unter einem 25 (OH) liegen sollte, dann kann aus dem Darm keine ausreichende Aufnahme von Calcium erfolgen. Das führt dazu, dass das wenige Calcium nicht alle Knochen stabil halten kann. Bei alten Menschen tritt oft Osteoporose auf, da diese nicht mehr oft in die Sonne gehen oder sich nicht ausgewogen ernähren.

Sollte ein Mensch nicht genügend Vitamin D bekommen, dass bedeutet das für ihn, dass er im Jahr ungefähr 1 bis 2 Prozent an Knochenmasse verliert. Das mag wenig klingen, doch sollte auch bedacht werden, dass ab dem 30. Lebensjahr keine Knochenmasse mehr aufgebaut wird, das heißt wir sollten einfach daher schon in jungen Jahren darauf achten, dass wir stets genügend Vitamin D zu uns nehmen.

Vitamin D bei Nervensystem

In den letzten Jahren rückte das Vitamin D bei den Wissenschaftlern immer mehr in den Vordergrund und es wurde in vielerlei Hinsicht erforscht. So unter anderem auch die Wirkung auf unser Nervensystem. Das Vitamin D wurde lange Zeit in Bezug auf unsere Gesundheit unterschätzt, dabei verbessert dieses Vitamin unser Nervensystem, wirkt entzündungshemmend und fördert die Bildung der Nervenfasern.

Ein Mangel an Vitamin D zeigt wirkt sich sehr negativ auf unser Nerven- und Gehirnsystem aus. Beispielsweise leidet man dann an Abgeschlagenheit, Erschöpfung oder an Konzentrationsstörungen. Es können sogar Depressionen, wie die sogenannten Winterdepressionen hervorgerufen werden. Achtet man somit auf einen idealen Vitamin D -Bedarf, dann können wir von vielerlei positiven Eigenschaften profitieren. Daneben ist der Deckungsbedarf einfach zu handhaben, da Vitamin D überwiegend durch Sonneneinstrahlungen aufgenommen wird. Auch in einigen Lebensmitteln, wie in fettigen Fischsorten ist Vitamin D vorhanden.

Viele Untersuchungen haben gezeigt, dass das Vitamin D sich nicht nur auf die Knochen positiv auswirkt, sondern auch das Zusammenspiel zwischen den Muskeln und den Nerven besser klappt. Vitamin D soll sich daneben sogar positiv auf die Psyche auswirken. Im Winter fällt bei vielen Menschen der Vitamin D-Spiegel ab und dadurch kann sich einerseits eine Depression verstärken oder sogar entstehen.

Heute wissen wir, dass das Vitamin D für die Funktionsfähigkeit unserer Knochen, Nerven, Muskeln und Sehnen eine wichtige Rolle spielt. Gerade im Alter ist die Einnahme von Vitamin D sehr wichtig, da man mit häufigeren Verletzungen und Stürzen kämpfen muss. Hinzu kommt die positive Wirkung auf unser Immunsystem und Herz-und Kreislaufsystem. Achtet man als älterer Mensch auf die ideale Einnahme von Vitamin D, dann wird man schnell feststellen, dass die neuromuskuläre Koordination viel besser funktionieren wird. Ärzte weisen gerade bei Menschen im hohen Alter auf die Einnahme von Vitamin D hin, aber auch schwangere Frauen, Neugeborene und Kinder.

Vitamin D und unser Immunsystem

Überraschenderweise ist das Vitamin D für unser Immunsystem unverzichtbar. Ist es in ausreichender Menge vorhanden, dann kann es unsere Körperabwehr stärken und Bakterien sowie Viren bekämpfen.

In unserer Haut wird Vitamin D vor allem gebildet, wenn es mit Sonnenlicht in Kontakt tritt. Das wissen wir inzwischen. Ebenso, dass nur in wenigen Nahrungsmitteln, wie beispielsweise in Eiern oder fettigem Fisch ist Vitamin D auch enthalten ist. Für unser Immunsystem ist Vitamin D ein echter Helfer und aktiviert die sogenannten T-Zellen, welche dann den Krankheitserreger ganz gezielt bekämpfen beziehungsweise angreifen können.

Gerade im Winter müssen wir unser Immunsystem stärken, da die Erkältungskrankheiten in diesen Monaten am häufigsten vorkommen. Ein Vitamin D-Mangel führt jedoch einer erhöhten Anfälligkeit von Erkältungen. Somit sollten wir gerade in den kalten Monaten im Jahr auf einen idealen Vitamin D-Spiegel achten, sodass unsere Abwehrkräfte gut unterstützt werden. Zu wenig vorhandenes Vitamin D führt zu einem viel schwächeren Immunsystem. Vor allem Patienten, die bereits schon an einer schwerwiegenden Erkrankung leiden, sollten auf die Einnahme von Vitamin D achten.

Etwa über 90 Prozent der deutschen Bürger verfügen über einen nicht ausreichenden Vitamin D-Spiegel, auch Jugendliche oder Kinder sind meist unterversorgt. Dabei ist Vitamin D für unseren Körper lebenswichtig und kann zahlreiche schwerwiegende Krankheiten verhindern.

Vitamin D Übergewicht / Diabetes

Menschen, welche nicht nur mit ihrem Übergewicht zu kämpfen haben, sondern auch einen Mangel an Vitamin D aufweisen, verfügen leider über ein sehr hohes Risiko für Diabeteserkrankung. Diese vorgenannte Kombination kann das Diabetesrisiko um über 30 Prozent erhöhen. Im Grunde genommen dreht sich hier auch die Gefahr im Kreis. Denn Übergewicht begünstigt Diabetes, Diabetes begünstigt Herz-Kreislauf-Erkrankungen …

Menschen mit Übergewicht sollten sich schnellstmöglich von ihrem Arzt auf einen Mangel an Vitamin D untersuchen lassen, weil die Gefahr für Diabetes doch viel höher ist, als bei Menschen mit normalem Gewicht.

Daneben ist das Herzinfarktrisiko und Schlaganfallrisiko erheblich höher. Meist stellt man bei übergewichtigen Menschen einen Vitamin D-Mangel fest, welcher schnellstmöglich ausgeglichen werden sollte. Mit der Hilfe des Arztes wird die ideale Menge an Vitamin D ermittelt, um somit den Mangel zu beheben.

Dass das Diabetesrisiko aufgrund von Vitamin D-Mangel und Übergewicht erheblich gesteigert wird, ist durch Studien teilweise belegt. Zwar kann dies nicht 100%ig nachgewiesen werden, dennoch sind sich viele Mediziner hierüber einig. Weiterhin gilt Vitamin D als idealer Unterstützer für die Verbesserung des Immunsystems und Abwehrkräfte.

In vielerlei Hinsicht wirkt sich die Gabe von Vitamin D auf unserem Körper aus, beispielsweise wirkt dieses Vitamin vor Rachitis bei Kindern, vor einem Knochenleiden oder vor Diabetes, Herzkreislaufleiden oder vor Infektionskrankheiten vor. Um jedoch die ideale Einnahme von Vitamin-D gewährleisten zu können, ist ein Besuch beim Arzt sehr sinnvoll. Denn hier erfährt man zum einen, ob ein Mangel vorliegt und zum anderen, welches Medikament wirklich infrage kommt. Man sollte daher auf keinen Fall Vitamin D zu sich nehmen, wenn zuvor nicht der Arzt befragt wurde.

Über die Sonne lässt sich aber auch Vitamin D aufnehmen und das auf einen ganz natürlichen Weg. In den warmen Monaten reichen 10 bis 20 Minuten schon völlig aus, um die Vitamin D-Bildung in Gang zu setzen. Längere Sonnenbäder sollte man allerdings vermeiden, um somit die Haut nicht unnötig zu reizen. Auch über die Ernährung lässt sich Vitamin D aufnehmen, beispielsweise über fettige Fischsorten, Eier oder Milch.

Vegetative Dystonie – Behandlung mit Vitamin D

Bei einer vegetativen Dystonie handelt es sich um eine gesundheitliche Störung und hierbei werden die eigenen vegetativen Funktionen beispielsweise durch Stress und Hektik erheblich beeinflusst. Bei der vegetativen Dystonie wird der Teil des Nervensystems gestört, der für die Vitalfunktionen wie Atmung, Puls und Blutdruck zuständig ist. Somit kann zusammenfassend erklärt werden, dass diese Krankheit eine Funktionsstörung ist und häufig als Verlegenheitsdiagnose dienen muss.

Oft tritt diese Krankheit aufgrund von unterschiedlichen Einflüssen auf, somit ist nicht nur ein Faktor der Auslöser für vegetative Dystonie. Meist spielt hierbei eine hohe psychische Anspannung eine große Rolle. Das kann Druck im Arbeitsleben sein oder Stress in der Partnerschaft. Aber auch Leistungsdruck und Versagensängste. Bemerkbar macht sich diese Krankheit oft in Form von Migränekopfschmerzen. Diese Krankheit wird mit einem Vitamin D -Mangel in Verbindung gebracht, daher behandelt man sie entsprechend mit der Zufuhr von Vitamin D, natürlich nicht ohne den Vitamin Spiegel vorher zu bestimmen.

Mögliche Symptome - Vegetative Dystonie

Diese Krankheit kann sich beispielsweise anhand von Kurzatmigkeit, Kopfschmerzen, Herzjagen, Beklemmungsgefühle, Krämpfe im Darm, Blase und Magen sowie Verstopfung bemerkbar machen. Weitere Anzeichen sind beispielsweise das Wegbleiben von sexueller Lust. Die Symptome können sich auf den kompletten Körper entfalten und sich daher in verschiedenen Organsystemen bemerkbar machen.

Daher muss diese Diagnose ja oft auch als Verlegenheitsdiagnose dienen, wenn organisch keine Befunde vorliegen, es aber Störungen gibt. Die körperlichen Beschwerden und die psychischen Symptome fließen oft diffus ineinander oder treten in mehrfachen Kombinationen auf, was die eindeutige Diagnostik zusätzlich erschwert.

Behandlung der vegetativen Dystonie

Leidet man an solch vorgenannten Symptomen, sollte man unbedingt einen Arzt aufsuchen, stellt er vegetative Dystonie fest, welche meist aufgrund von Stress in der Arbeit oder in der Familie auftritt, dann kann eine Behandlung mit Vitamin D erfolgen. Dosierung und genaue Einnahme sollte mit dem Arzt besprochen werden. Der Arzt kann dem Betroffenen am besten helfen und mit ihm ein ausführliches Gespräch führen. Daneben trägt er zu Harmonisierung des Patienten bei und kann leichte Medikamente, wie Vitamin D verordnen.

Zusätzlich zu den Präparaten lässt sich Vitamin D über die Nahrung aufnehmen sowie über die direkte Sonneneinstrahlung. Vitamin D gilt als Sonnenvitamin, was für gute Laune sorgt. Viel frische Luft sorgt für das Ankurbeln von Vitamin D und kann zudem viele andere Krankheiten lindern beziehungsweise verhindern.

Zusammenfassung

Grundsätzlich kann zu dem Sonnenvitamin gesagt werden, dass es eine Art Allrounder ist, der im ganzen Körper und von allen Körpersystemen gebraucht wird. Zuviel des Guten ist bei Vitamin D jedoch ungesund. Daher ist es enorm wichtig, dass dem Körper ein idealer Vitamin D-Spiegel zur Verfügung steht. Den ermöglichen wir vor allem durch den Aufenthalt an frischer Luft - vor allem, wenn es sonnig ist.

Weil Vitamin D sich so positiv auf Immunsystem, Herz-Kreislauf, Stoffwechsel und Skelett auswirkt, minimiert es das Krankheitsrisiko für diverse Erkrankungen enorm. Besonders prägnant ist die prophylaktische Wirkung in Bezug auf Krebs und Diabetes.

Auch wenn die Blutuntersuchung nicht von den Krankenkassen bezahlt wird, ist sie sehr wichtig und es ist zu überlegen, diese Investition zu tätigen. Letztendlich bezahlt man mit dem Leben, wenn man nicht für sein Leben bezahlt. Und ohne seinen genauen Vitamin D-Spiegel zu kennen, ist eine Optimierung nicht möglich, denn auf gut Glück ein Vitamin D-Präparat einzunehmen, kann zu einem Überschuss führen, der fatale Schäden anrichten kann.

Buch 2:

Vitamin K: Das vergessene Vitamin

Einleitung

Das hochwichtige doch leider fast vergessene Vitamin K und sein zum Teil bedenklicher Ruf sollen in diesem Buch unser Thema sein. Warum der Ruf zum Teil bedenklich ist, wird in dem Kapitel über die Blutgerinnung geschrieben. Auch kursieren Gerüchte, dass ein Überschuss an Vitamin K für Erwachsene ebenso bedenklich ist wie für Säuglinge und Kleinkinder. Wir informieren und räumen auf mit Vorurteilen.

Das Thema gesunde Ernährung interessiert immer mehr Menschen und das nicht nur aus Gründen wie Übergewicht oder Krankheiten. Auf die Inhaltsstoffe der Nahrungsmittel wird immer mehr geachtet und Zusatzstoffe und Konservierungsstoffe haben selbst die Konservenkönige und Gewürzgurus inzwischen aus ihren Produkten verbannt. Die Volksküchenhelfer Maggi und Knorr beispielsweise bieten ihre Fixprodukte inzwischen zum Teil sogar glutenfrei an.

Warum das Vitamin K nicht die Aufmerksamkeit, die es verdient, hat vielleicht mit den Nahrungsmitteln zu tun, in denen es enthalten ist. Spinat kann wohl durchaus als Konfrontationsgemüse gesehen werden. Kein anderes Gewächs spaltet die Gemüter so, wie dieses grüne Gemüse, von dem alle Eltern sagen, es sei gesund und fast alle Kinder, es sei eklig. Und ausgerechnet Spinat enthält eine Menge Vitamin K. Leider zeigt sich, dass die Spinatverweigerer ihren Geschmacksknospen oft auch andere grüne Gemüsesorten nicht als lecker verkaufen können und so bleiben die Möglichkeiten, das Vitamin K auf natürlichem Wege zu sich zu nehmen nur sehr begrenzt. Ebenso geht es der Antispinatfraktion mit Kohlsorten, die ja zum Teil auch grün sind. Dabei wirkt sich das darin enthaltene Vitamin K auf so viele Faktoren aus, denen sogar weniger gesundheitsbewusste Menschen sich widmen und von denen sie eine gesunde Funktionalität erwarten. In erster Linie seien hier Fruchtbarkeit, Hirntätigkeit und ein kariesfreies Lächeln genannt.

Doch auch die Nichtspinatmöger müssen nicht an Vitamin K-Mangel erkranken, wenn sie darauf achten, sich dieses wichtige Vitamin auf anderem Wege zuzuführen. Wie das gehen kann, wird im Verlaufe dieses Buches noch ausführlicher geklärt.

Besonders interessant dürften die Informationen aus diesem Buch für Personen sein, die sich aus Interesse oder aber auch weil sie vielleicht selbst mit den Problematiken zu tun haben - sprich betroffen sind - besonderen Krankheiten wie Krebs oder Blutgerinnungsstörungen widmen oder vorbeugend etwas für Knochen / Zähne, Blutgerinnung, Niere und Gefäße tun wollen.

Dem Thema Kolostrum wird hier ebenso Beachtung

geschenkt, wie das Zusammenwirken von Vitamin D und Vitamin K.

Was ist Vitamin K?

Das ausgerechnet ein vergessenes Vitamin wie Vitamin K so verantwortungsvolle Einflüsse auf Blutgerinnung, Gefäßschutz, Krebs- und Knochenbildung hat, ist schon fast als Kuriosität der Natur zu sehen. Wie die Vitamine A, D und E gehört Vitamin K zu den fettlösenden Vitaminen. Mit dieser Erkenntnis macht der Blubb im Spinat also durchaus Sinn, denn fettlösende Vitamine lassen sich besser umsetzen und sinnvoll verwerten, wenn sie gemeinsam mit Fett verzehrt werden - im Idealfall natürlich mit guten Fetten oder Ölen. Die Vitamin K wirksamen Substanzen leiten sich in der chemischen Struktur von 2-Methyl-1,4-Naphthochinon (Menadion), welches nicht in natürlicher Form vorkommt, ab. Menadion ist praktisch aufgrund der negativen (toxischen) Wirkungsweise für die Ernährung und den Stoffwechsel nicht interessant.

Wie wir es von verschiedenen Vitaminen bereits kennen, gibt es auch vom Vitamin K Untergruppen. In der natürlichen Form ist Vitamin K als Vitamin K1 und Vitamin K2 zu finden. Letztere Form wird als die aktivere Vitaminform gesehen. Zu finden ist Vitamin K vor allem in grünen Nutzpflanzen. Vielleicht auch in Nichtnutzpflanzen, aber die sind für die Ernährung bei weitem nicht so interessant, wie das was wir uns auf den Teller tun. Bei dem Vitamin in Salaten, Spinat und Co handelt es sich überwiegend um Vitamin K1.

Es wird jedoch vermutet, dass dieses zu Vitamin K2 umgewandelt wird und somit auch in der aktiveren Form für den Körper zur Verfügung steht.

In seiner Urform ist das Vitamin K2 in Mikroorganismen zu finden. Auch in den körpereigenen Bakterien. Einen Teil des Vitamin K2 bezieht der Körper über den Darm direkt aus der eigenen Darmflora. Zudem ist es in Lebensmitteln, die durch Zusatz oder Bildung von Bakterien hergestellt werden (Sauerkraut, Butter und Käse), doch auch in Eidotter oder Leber zu finden. Wer sich gesund und bewusst ernährt, kommt auf Dauer an Sojaprodukten kaum vorbei. Natto - das ursprünglich auf Reisstroh fermentierte Lebensmittel liefert ebenfalls hohe Mengen an Vitamin K2. Heute wird Natto zum Teil auch ohne Stroh hergestellt, was sich auf Wirkung und Geschmack jedoch nicht auswirken soll. Menadion würde das Vitamin K3 bilden.

Wie wichtig es ist, einem Vitamin K-Mangel vorzubeugen, wird deutlich, wenn wir näher auf die vorteilhafte Wirkung des Vitamins eingehen. Studien haben gezeigt, dass es extrem viele Menschen mit einem viel zu niedrigen Vitamin K Gehalt im Blut gibt und dass die Bevölkerung auch viel zu wenig über Vitamin K im Allgemeinen und der Wirkung im Besonderen, Bescheid wissen.

Die Geschichte von Vitamin K

Nachgewiesen wurde das Vitamin K erstmals durch Carl Peter Henrik Dam. Der dänische Forscher untersuchte 1929 die Cholesterinsynthese von Küken. Er gab den Tieren spezielle cholesterinfreie Futtermittel und konnte bereits nach wenigen Wochen die ersten gesundheitlichen Schäden bei den Küken feststellen. Es kam zu Blutungen in Muskeln, Organen und direkt unter der Haut. Die Untersuchungsergebnisse konnten ausschließen, dass ein Cholesterinmangel, Fettmangel oder Vitaminmangel der Vitamine A, D, B (1 und 2) oder C ursächlich hierfür waren. Zwar konnte er noch nicht das Vitamin K als Grund benennen oder gar direkt nachweisen, jedoch wurde es ihm später aufgrund seiner Studie und den daraus resultierenden Ergebnissen zugeschrieben.

Nur 3 Jahre später wurde an Hühnern der Bedarf an Vitamin A und D untersucht. Dies geschah am kanadischen Ontario Agricultural College. Hier wurde eine verzögerte Blutgerinnung bei den Hühnern wahrgenommen. Allerdings wurden hier noch keine Zusammenhänge zum Vitamin K hergestellt, vielmehr wurde dieser Umstand gar nicht weiter beachtet.

Dafür wurde 1933 an der University of California bei erneuten Forschungen an Küken festgestellt, dass bei Gabe von frischem Kohl die Neigung zu Blutungen verringert wurde. Allerdings schlossen die Forscher hier auf einen Vitamin C Mangel und verschwendeten immer noch einen Gedanken an Vitamin K. Ins Grübeln kam man erst, nachdem reines Vitamin C gegeben wurde und die Blutungsneigung beobachtet wurde. Diese verbesserte sich in keinster Weise, dafür wurde ein Zusammenhang zwischen der Gabe von Getreide und Samen und der Blutgerinnung fest-gestellt.

Daraufhin wurde der Mangel an einer bis dato noch unbekannten Substanz als Ursache deklariert. Man schrieb das Jahr 1934. Im weiteren Verlauf wurden reichlich Fütterungsversuche gemacht und die Erkenntnisgewonnen, dass es sich um eine fettlösliche Substanz handeln musste. Dass diese Substanz um 1935 letztendlich Vitamin K getauft wurde, liegt an der fehlenden Gerinnungsfähigkeit des Blutes, die augenscheinlich durch einen Mangel an dieser Sub-stanz hervorgerufen wurde.

Die Gerinnungsfähigkeit heißt im Fachjargon Koagu-lationsfähigkeit und der Anfangsbuchstabe lieferte den Buchstaben für das Vitamin. Mit der chemischen Struktur dieses Wirkstoffs beschäftigten sich die For-scher Almquist und Stokstad und konnten diese auch mit Ergebnissen darlegen.

Carl Peter Henrik Dam erhielt 1943 zusammen mit Edward Adelbert Doisy den Nobelpreis für Medizin.

Der wurde aufgrund der Strukturaufklärung des Vitamin K verliehen.

Inzwischen sind mehrere Jahre ins Land gegangen und Vitamin K ist ein wenig in Vergessenheit geraten. Zwar widmet sich die deutsche Gesellschaft für Ernährung dem Tagesbedarf an Vitamin K, aber das kann nun auch nicht unbedingt als eine Art Gedenktag gesehen werden.

Allerdings interessieren sich immer mehr besonders gesundheitsbewusste Ernährungswissenschaftler und auch die Nahrungsmittelindustrie wieder intensiver für Vitamin K. Grüne Smoothies ist beispielsweise ein Thema, das immer mehr im Kommen ist. Und gerade im Kampf gegen freie Radikale publizieren die Ernährungswissenschaft und Medizin die positive Wirkung von grünem Gemüse.

Die Aktivierung von Vitamin K im menschlichen Körper

Für die Aktivität von Vitamin K sind verschiedene Faktoren von Bedeutung. Dazu zählen die Anzahl an Kohlenstoffatomen, die Länge der lipophilen Kette, die Methylgruppe u.a. Als Optimal gelten Terpenketten mit 20 Kohlenstoffatomen. Insgesamt sind bis zu 100 verschiedene wirksame Vitamin K Verbindungen bekannt. Die Wirksamkeit von Vitamin K wird aufgehoben, wenn die Zahl der Kohlenstoffatome unter 8 sinkt.

Wie bereits erwähnt haben nur die Vitamine K1 und K2 eine Bedeutung für den menschlichen Stoffwechsel.

Frauen sollen nach den Richtlinien der deutschen Gesellschaft für Ernährung mindestens 65μg zu sich nehmen. Der Tagesbedarf bei Männern wird bei etwa 80μg festgelegt. Bei der näheren Betrachtung der Werte, die die deutsche Gesellschaft für Ernährung festlegt, wurde schon häufiger festgestellt, dass die Vorgaben eher als absolutes Minimum zu sehen sind und lediglich besagen, dass keine nennenswerten gesundheitlichen Probleme auftreten, wenn man sich an diese Werte hält. Zum Teil können höhere Mengen an Wirkstoffen jedoch auch vorbeugende Wirkungen haben, daher sollten die Richtlinien genau hinterfragt werden und auf das eigene Körper- und Gesundheitsbild angepasst werden. So wird Jemand, der bereits Osteoporose hat, einige Vitamine und Mineralien vermehrt zuführen, wohingegen gesunde Menschen eher versuchen, sich ausgewogen zu ernähren, ohne einen Schwerpunkt auf einen bestimmten Bestandteil der Nahrung zu setzen. Einige, die es immerhin doch irgendwie gut mit sich meinen, werden vielleicht auch ein Kombipräparat zur Nahrungsergänzung einwerfen und sich damit gesund ernährt fühlen. Im Idealfall heben sich die Wirkungen der einzelnen Inhaltsstoffe nicht auf. Letztendlich muss aber immer wieder gesagt werden, dass eine Pille eine gesunde Ernährung kaum kompensieren kann.

Bei der Wirkung von Vitamin K muss natürlich vor allem auf die Blutgerinnung hingewiesen werden. Schließlich wurde Vitamin K auch durch die Blutgerinnungsstörungen bei den Küken entdeckt. Wer schnell blaue Flecke bekommt, sollte einmal seinen Vitamin K Level im Blut bestimmen lassen. Speziell beim Vitamin K mehren sich jedoch die Expertenstimmen, die besagen, dass der Richtwert sich hier nur auf die Blutgerinnung konzentriert und andere ebenso wichtige Aufgaben und Wirkungsstätten von Vitamin K außer Acht gelassen werden. Ein mehr an Vitamin K kann also umfassender wirken, als der sich nur auf Blutgerinnung ausgerichtete empfohlene Tagesbedarfssatz. Dass der Wert relativ gering angesetzt ist, ist schon aus dem Grunde nicht zu verstehen, dass Vitamin K selbst in sehr hohen Dosen ungiftig ist. Doch trotzdem werden die empfohlenen Tagesmengen eher am unteren Limit gehalten. Das ist besonders schwer verständlich, wenn in den folgenden Kapiteln verdeutlicht wird, wie Vitamin K auf einzelne Organe, Immunsystem und den Bewegungsapparat einwirkt. Doch bevor wir uns darauf konzentrieren werfen wir einen Blick auf den Vitamin K-Mangel und dessen Folgen.

Vitamin K-Mangel und mögliche Folgen

Schon wer sich nur normal und nicht explizit ausgewogen und gesund ernährt, hat kaum ein Risiko, einen Vitamin K-Mangel zu erleiden. Jedenfalls wenn keine Vorerkrankung vorliegt, die einen erhöhten Bedarf an Vitamin K erforderlich macht (Osteoporose oder Gerinnungsstörungen). Dabei muss man nicht einmal unbedingt regelmäßig auf Spinat und Co zurückgreifen, um bei einem gesunden Menschen eine ausreichende Zufuhr an diesem Vitamin zu sichern.

In welchen Situationen man allerdings einem Risiko des Mangels ausgesetzt ist, muss man auch erst einmal wissen, eh man sich zurücklehnt und bei dem Genuss seiner Brokkoli Pizza in Sicherheit wiegt. Direkt nach diesem Kapitel gibt es einen Selbsttest zum Thema Vitamin K-Mangel. Trotzdem sollen hier ein paar allgemeine Informationen nicht fehlen.

Medikamente die auf die Blutgerinnung Einfluss nehmen, führen natürlich zu einem erhöhten Vitamin K-Bedarf. Wer also nach Herzereignissen, Operationen am Herzen oder Gefäßsystem von seinem Arzt sogenannte Antikoagulantien bekommt (gerinnungshemmende Mittel), sollte gezielt auf die Vitamin K-Zufuhr achten. Natürlich behält der Arzt die Gerinnungswerte im Auge. Kommt jedoch ein Vitamin K-Mangel zum Tragen, kann es lebensgefährliche Blutungen geben, weil die Medikamente die Gerinnung hemmen und Vitamin K zur natürlichen Unterstützung der Gerinnung fehlt. Für Ärzte ist es oft nicht einfach die richtige Dosierung der Antikoagulantien festzulegen.

Daher ist es auch enorm schwierig, seinen tatsächlichen Vitamin K-Bedarf festzustellen. Schließlich sollen Medikamente und Vitamin K und seine Wirkung sich nicht gegenseitig verstärken, aufheben oder vermindern. Und ganz wichtig: Eine Vergiftung durch die Medikamente, die zu lebensbedrohlichen Blutungen (innerlich und äußerlich) führen kann, muss unbedingt vermieden werden. Aber ebenso auch die Aufhebung der Medikamentenwirkung durch Vitamin K.

Drei große Studien haben sich dem Zusammenwirken von Antikoagulantien und den verschiedenen Vitamin K-Formen gewidmet. Es gab bereits Überlegungen die Dosierung der Medikamente mittels eines Gentests zu optimieren. Allerdings kam keine der drei Studien zu einem aussagekräftigen Ergebnisse über den Sinn dieser Maßnahme, weil es nicht nachvollziehbar war, ob es tatsächlich weniger Komplikationen nach diesem Test gab.

Neugeboren sind wir glücklicherweise nur für kurze Zeit. Doch gerade in dieser Zeit können wir uns selbst kaum um unsere Ernährung kümmern. Wir sind darauf angewiesen, dass uns ausreichend Vitamin

K zugeführt wird, nicht zu viel, aber auch nicht zu wenig. Bedauerlicherweise hat die Natur für dieses Problem keine gute Lösung und bei einem neugeborenen Menschlein muss eine Vitamin K Prophylaxe vorgenommen werden, weil es sonst ggf. zu Blutungen kommen könnte, die für so ein winziges Geschöpflein schnell lebensbedrohlich sein könnten. Die Gefahr für diese Blutungen besteht in den ersten 12 Wochen unseres Lebens. Stillen ist natürlich und gesund und schon für die Psyche von Mutter und Kind sehr wichtig.

Doch gerade in Bezug auf Vitamin K liefert die Muttermilch keine nennenswerten Beiträge. Gesunde Säuglinge könnten zwar trotzdem ohne schwerwiegende Ereignisse diese 12 Wochen überstehen. Erkrankte Neugeborene, vor allem mit Stoffwechselerkrankungen (Leber, Galle) resorbieren kaum Vitamin K und können es entsprechend auch nicht gewinnbringend verwerten. Hier ist die Gefahr, dass es zu Blutungen kommt um ein vielfaches höher. Kinder die davon betroffen sind, werden entsprechend mit unterschiedlichen Präparaten behandelt.

In Deutschland hat sich die orale Gabe von Vitamin K1 durchgesetzt. In anderen Ländern wird die Gabe intramuskulär gegeben. Hier wird allerdings ein Zusammenhang zwischen der intramuskulären Gabe und einem vermehrten Auftreten von Leukämie hergestellt, der bislang weder be- noch wiederlegt werden konnte.

Gallen- und Lebererkrankungen, aber auch Darmentzündungen können auch altersunabhängig für einen Vitamin K-Mangel verantwortlich sein, dem mit gezielten Gaben des Wirkstoffs entgegen gewirkt werden sollte. Schäden des Lebergewebes aufgrund von Alkoholmissbrauchs oder aufgrund von Fettleber oder eine Leberzirrhose (die übrigens nicht immer nur von Alkohol ausgelöst werden muss, auch Pilzvergiftungen u.ä. können hier Ursache für sein), gelten im Allgemeinen nicht als echter Vitamin K-Mangel. Vielmehr kommt es hier zu einer zu geringen Verwertung des Vitamins.

Eine weitere Ursache für einen Mangel an Vitamin K beim Menschen jeden Alters kann eine Störung der Bildung von Vitaminen im Darm sein. Diese Störungen treten besonders oft als Begleiterscheinung bei der Einnahme von Antibiotika auf. Zumal Antibiotika ja den Darm oft auch sehr belasten und zu Entzündungen, die ohnehin Ursache des Vitamin K-Mangels sein können, hervorrufen.

Bei Frauen im gebärfähigen Alter kann auch die Einnahme der Antibabypille zu einem erhöhten Vitamin K Bedarf führen. Ebenso benötigen Personen die Abführmittel nehmen, eine größere Menge an Vitamin K.

Bemerkbar macht sich ein Vitamin K-Mangel zum Beispiel durch Einblutungen unter Haut (Blaue Flecken, aber auch kleine blutrote Flecke), Zahnfleischbluten oder auch Blut im Urin, wobei das Blut hier nicht mit bloßem Auge sichtbar ist. Innere Blutungen die beispielsweise ein Magengeschwür verursachen kann, können bei einem Vitamin K-Mangel eine echte Lebensgefahr darstellen.

Diagnostiziert wird ein Vitamin K-Mangel durch einen sogenannten Quickwert. Hier wird Vitamin K gespritzt und anschließend während eines Test (Koller Test) die Umsetzung des Vitamin K und der Einfluss auf die Blutgerinnung untersucht. Natürlich kommt der Hausarzt nicht unbedingt bei jedem seiner Patienten auf die Idee, das Vitamin K unter die Lupe zu nehmen. Gibt die Krankengeschichte schon Aufschlüsse über Störungen der Blutgerinnung, untersucht der Arzt den Vitamin K Status natürlich viel eher.

Die Behandlung eines Mangels wird nach der primären Ursache behandelt. Oft reicht eine orale Verabreichung von Vitamin K. In manchen Fällen muss der Verdauungstrakt umgangen werden, dann gibt es parentale Präparate. Kommt es zu einem Mangel unter Einsatz von Cumarin-Medikamenten (Antikoagulantien) wird meist auf Spritzen zurückgegriffen.

Grundsätzlich kann eine Vitamin K optimierte Ernährung einem Mangel vorbeugen. Der Konsum von Alkohol, besonders wenn er gehäuft und langandauernd vorkommt, kann die Aufnahme und Verwertung von Vitaminen erheblich einschränken, im schlimmsten Fall sogar komplett verhindern, besonders bei alkoholabhängigen Organschäden.

Selbsttest Vitamin K-Mangel

Knochen/ Zähne:

Bin ich eine Frau nach den Wechseljahren?

Wurde bei mir schon die Diagnose Osteoporose gestellt?

Habe ich das Gefühl, dass meine Knochen schnell brechen (z.B. nach leichteren Stürzen)

Leide ich unter Karies?

Blut:

Nehme ich gerinnungshemmende Mittel (Marcumar, Aspirin)?

Neige ich zu einer schnellen Hämatombildung?

Habe ich kleine Blutpünktchen unter der Haut?

Habe ich Blutdruckprobleme?

Wurde bei mir schon eine Arteriosklerose festgestellt?

Bin ich Bluter?

Ernährung/ Gewicht:

Habe ich Übergewicht?

Esse ich öfter als 3 x in der Woche Fleischgerichte?

Esse ich extrem fettarm (fast fettfrei)?

Esse ich wenig Obst und Gemüse?

Erkrankungen:

Leide ich unter Stoffwechselerkrankungen (Diabetes, Nieren, Schilddrüse)?

Bin ich Dialysepatient?

Habe ich Mukoviszidose?

Wurde mir ein Organ transplantiert?

Habe ich einen Herzschrittmacher?

Hatte ich Bypass oder Stent-Ops?

Habe ich Depressionen, neurologische Störungen oder andere psychische Erkrankungen?

Wer mehr als 3 Fragen mit **"Ja"** beantwortet, sollte mit seinem Arzt über Vitamin K sprechen und um die Kontrolle des Vitamin K-Spiegels bitten.

Vitamin K und Schwangerschaft/ Geburt

Dass Vitamin K bei der Blutgerinnung eine sehr große Rolle spielt, wurde bereits deutlich. Für die Gebärende, die bei der Geburt eine mehr oder weniger große Menge an Blut verliert, kann Vitamin K also eine große Rolle spielen. Doch auch bei dem frisch zur Welt gekommenen Erdenbürger ist Vitamin K gleich von einer enorm großen Bedeutung.

Zwar leiden nur eins von zehntausend Neugeborenen unter einer verstärkten Neigung zu Blutungen aufgrund eines Vitamin K-Mangels, doch trotzdem wird dieser Thematik eine große Aufmerksamkeit - auch bei den ersten Untersuchungen geschenkt, weil es bei Zwischenfällen für so ein kleines Menschlein schnell lebensbedrohlich sein kann.

Die Blutungen, die aufgrund des Vitamin K-Mangels bei Neugeborenen auftreten können, passieren in einem Zeitraum zwischen 24 Stunden und mehreren Wochen nach der Geburt. Dabei tritt Blut aus Nase, Mund, Po oder dem Nabelschnurrest (falls noch vorhanden) aus. In schwereren und leider nicht direkt bemerkbaren Fällen, kann es auch zu inneren Blutungen kommen u.a. im Gehirn.

Es lassen sich bereits Zusammenhänge zwischen der Vitamin K-Mangelblutung und anderen physischen Einschränkungen herstellen (diverse Stoffwechselerkrankungen oder Schäden an Leber oder Nieren). Auch sprechen die Zahlen dafür, dass bei Neugeborenen mit Vitamin K-Mangel Flaschennahrung in der Tat besser ist, als Muttermilch, trotzdem sollte auf Stillen nicht verzichtet werden, weil Vitamin K nicht der einzige Nährstoff ist, der dem Kind mit der Muttermilch zugeführt wird. Außerdem steigt der Vitamin K-Gehalt in der Hintermilch auf fast den doppelten Wert an, gemessen an der Vordermilch - auch Colostrum genannt.

Der Vitamin K-Mangelblutung sollte also mit einer Gabe von Vitamin K in Form von Spritzen oder Tropfen vorgebeugt werden. Auf welchem Wege das Vitamin verabreicht wird, sagt nichts über die Wirkung aus. Einige Eltern möchten den Kindern den Pieks ersparen und entscheiden sich für die orale Applikation des Vitamin K. Bei der oralen Gabe gibt es aber immer ein Restrisiko, dass der Säugling nicht die gesamte Menge des Wirkstoffs aufnimmt (sabbern) und es müssen drei Dosen verabreicht werden und zwar sehr zuverlässig. Selbst kurzfristige zeitliche Verzögerungen erhöhen das Risiko für eine Vitamin K-Mangelblutung erneut.

Selbst wenn die Untersuchungen nach der Geburt zeigen, dass kein Vitamin K-Mangel vorliegt, empfehlen Ärzte die Gabe dieses Vitamins. Besonders zu empfehlen ist die Verabreichung bei Babys die mit Atemnot zur Welt kamen oder denen mit Hilfe einer

Zange, Saugglocke oder Kaiserschnitt aus dem Mutterleib herausgeholfen werden musste. Auch bei Frühgeborenen oder Babys die sich bei ihrer Reise auf die Welt verletzt haben oder durch Helfer verletzt wurden, weil die Ankunftsbedingungen nicht optimal waren. Sind die Mütter vorbelastet (Epilepsie, Blutgerinnung oder Tuberkulose) sollten die Kinder ebenfalls zusätzliches Vitamin K bekommen.

Trotz aller Vorsichtsmaßnahmen zeigt sich, dass ein Drittel der betroffenen Kinder gar keines dieser Frühwarnzeichen aufweisen konnten. Deshalb tendieren immer mehr Mediziner dazu, Neugeborenen prophylaktisch Vitamin K zu verabreichen. Zumal sich Vermutungen, dass die Vitamin K-Prophylaxe und Leukämieerkrankungen in Zusammenhang stehen könnten, sich nicht belegen ließen.

Vitamin K und Blutgerinnung

Die Blutgerinnung in unserem Körper kann nur mit Vitamin K optimal funktionieren. Hat der Körper nicht ausreichend Vitamin K zur Verfügung, gerinnt das Blut langsamer und wir verlieren mehr Blut bei Zahnfleisch-, Nasenblutungen oder Verletzungen und Operationen. Das kann schnell unser Leben in Gefahr bringen (z.B. bei einem Verkehrsunfall).

In diesem Zusammenhang ist es wichtig zu wissen, dass ein Überschuss an Vitamin K nicht etwa zur stärkeren Blutgerinnung führt oder gar Thrombosen hervorruft. Bei gesunden Menschen kann der Körper das Vitamin K optimal umsetzen, ohne dass die Gerinnung des Blutes aus dem Gleichgewicht gerät. Das liegt an dem Einfluss von Vitamin K auf die Gerinnungsfaktoren II, VII, IX und X.

Dass der Blutgerinnung eine vermehrte Bedeutung im Zusammenhang mit Vitamin K zugemessen wird, liegt sicher daran, dass die Auswirkungen eines Mangels an Vitamin K hier am gravierendsten sind. Es hat Fälle gegeben in denen ein kleiner Sturz schwerste Hirnblutungen hervorgerufen hat, die durch einen besseren Vitamin K Gehalt im Blut nicht hätten entstehen müssen. Und dass Hirnblutungen höchstgefährlich sind, ist jedem bekannt. Nicht selten enden diese auch tödlich.

Selbst die Deutsche Gesellschaft für Ernährung widmet sich schwerpunktmäßig der Blutgerinnung bei der Festlegung der Tagesdosis an Vitamin K. Es ist zwar bedauerlich, dass andere Wirkungskreise dieses wichtigen Vitamins außer Acht gelassen werden, zeigt aber wiederum auch die Wichtigkeit dieser Thematik.

Vitamin K und Knochen und Zähne

Für die Knochen und Zähne ist Vitamin K ebenso wichtig wir für das Blut. Vor allem im Zusammenspiel mit Vitamin D und Calcium punktet Vitamin K hier enorm. Denn Calcium kann nur durch Vitamin K überhaupt bereitgestellt werden. Zudem aktiviert Vitamin K auch ein Protein, welches maßgeblich für den Aufbau der Knochen verantwortlich ist. Auch dieses Protein kann ohne Vitamin K keine Leistung bringen, weil es Calcium gar nicht binden könnte.

In diesem Zusammenhang kommen wir zwangsläufig auch auf das Thema Osteoporose. Vitamin K wird prophylaktisch, kann aber auch bei bestehender Erkrankung noch positiv wirken und die Knochenbildung anregen bzw. den Knochenabbau hemmen. Eine Studie mit mehr als 70000 Probanden hat klar aufgezeigt, dass es zu 30 % weniger Knochenbrüchen kam, wenn viel Vitamin K verzehrt wurde. Selbst eine hohe Dosis Vitamin D konnte dies bei der Gegengruppe nicht ausgleichen, weil zu wenig Vitamin K vorhanden war.

Abgesehen von der positiven Wirkung von Vitamin K zeigt gerade diese Studie auch, wie wichtig es ist, alle bedeutsamen Wirkstoffe aus der Nahrung in einem ausgewogenen Verhältnis zuzuführen und nicht den Schwerpunkt auf einzelne Vitamine oder Mineralien zu legen.

Für die Prophylaxe und für den Einsatz bei bereits bestehenden Osteoporosen ist eine wesentlich höhere Dosis erforderlich, als für die optimale Aktivierung der Blutgerinnung. Und obwohl vermehrt Studien dies belegten, findet sich in den Standards zur Therapie von Osteoporose kein Hinweis auf Vitamin K, von einer Empfehlung der Einnahme von Vitamin K ganz zu schweigen. Nicht einmal die Europäische Behörde für Lebensmittelsicherheit, die die positive Wirkung von Vitamin K auf den Erhalt der Knochengesundheit bestätigte, konnte an dieser Tatsache nichts ändern.

Interessant ist bei der Osteoporose Therapie und -prophylaxe das Zusammenwirken von Vitamin D und Vitamin K. Denn Vitamin K kompensiert durch seine Wirkung die Auswirkungen einer Überdosis Vitamin D. Ebenso würde Vitamin K den Knochenabbau bremsen, der ggf. bei Einnahme von Medikamenten wie Prednisolon u.ä. stattfinden würde. Auch Betroffene von Schlaganfällen die aufgrund ihrer Inaktivität an Knochendichte verlieren oder auch Frauen nach der Menopause, sowie Parkinsonpatienten kann die Gabe von hochdosierten Vitamin K-Präparaten Osteoporose vorbeugen.

Vitamin K und Gefäßsystem

Arteriosklerose ist die Ablagerung von Plaque in unseren Gefäßen. Landläufig kennen wir dieses Krankheitsbild als Arterienverkalkung. Auch die Verkalkung im Zusammenhang mit Demenz beruht auf Arteriosklerose und ist daher vom Wort her nicht allzu abwegig, auch wenn der Kalk nicht unbedingt im Hirn angelagert sein muss, sondern die blutzuführenden Gefäße aufgrund einer Verkalkung das Gehirn nicht mehr optimal mit Blut versorgen und Erinnerung, Konzentration und Orientierung auf diese Weise vermindern.

Vitamin K ist auch für die Prävention in Bezug auf Arteriosklerose einsetzbar. Vor allem, wenn es durch eine gesunde Ernährung zugeführt wird. Denn die Plaque Ablagerungen an den Gefäßwänden werden in erster Linie von einer ungesunden Lebensführung hervorgerufen. Fettes Essen, Rauchen, Alkohol. Daraus resultierend kommen Übergewicht und hoher Blutdruck als Risikofaktoren hinzu. Bezieht der Körper nicht ausreichend Vitamine und Mineralien aus unserer Nahrung, fährt er Hilfsprogramme auf. Eines davon ist die Plaquebildung. Eigentlich will der Körper damit nur das fehlende Vitamin ersetzen und die Gefäßwände stärken, damit sie durch den Bluthochdruck nicht ganz zerplatzen. Es wird jedoch eine Cholesterinform angelagert, die Calcium und Co aus dem Blut abzieht und in Form von Kalk auftürmt.

Zwar ist die Gefahr für die Gefäßwand damit provisorisch gebannt, jedoch kristallisieren sich neue Gefahren heraus. Die Gefäße können verstopfen, wenn sich so viel Kalk gebildet hat, dass es keinen Durchfluss des Blutes mehr erlaubt oder aber es lösen sich Teile und führen so zu Infarkt in Herz oder Hirn.

Vitamin K sorgt für einen ausgeglichenen Calciumspiegel im Blut und aktiviert andere Körperteile und Organe, das Calcium gefälligst auch zu verwerten. In erster Linie Knochen und Zähne wie wir gerade gelesen haben. Wird das Calcium also von den richtigen Stellen abgezogen, kann es sich nicht mehr an den Gefäßwänden ablagern oder Nierensteine bilden. Das wurde in mehreren Studien auch wissenschaftlich belegt und in namhaften Fachblättern publiziert.

Die Studien gingen sogar soweit, dass einer Gruppe von Probanden ein Medikament verabreicht wurde, welche Plaque aufbaute und hinterher Vitamin K zuführte, um zu beweisen, dass Vitamin K-Plaque sogar wieder abbauen kann.

Demzufolge reduziert ein ausreichend hoher Vitamin K-Spiegel das Risiko für Arteriosklerose, Herzinfarkte und Schlaganfälle. Vor allem im Zusammenwirken mit Vitamin D kann das Risiko bis zu 50 % gesenkt werden.

Selbst die Herbststiftung rät Marcumar einneh-
menden Patienten nicht zum völligen Verzicht auf
Vitamin K.

Krampfadern (Varizen) sind inzwischen auch kein
Privileg des Alters mehr. Vielmehr tendieren bestimmte Berufsgruppen zum kollektiven Krampfad-
ernbefall. Auch hier kann Vitamin K vorbeugen, weil
es nicht nur in den Arterien die Ablagerungen von
Plaque an den Gefäßwänden verhindert, sondern
ebenso in den Venen. Zwar kommt das Wort Adern
in dem Wort vor, die Krampfadern selbst - also die
Verdickungen in den Gefäßen, sind jedoch in den
Venen zu finden.

In den meisten Fällen sind Venenwandschwächen für
den Befund verantwortlich. Liegt eine Schwäche der
Venenwand vor, ist es umso wichtiger, dass der Blu-
tkreislauf frei von Erschwernissen ist (Ablagerungen
in der Arterie oder fehlende Bewegung, die das Blut
in die Beine sacken lässt und Venen belastet).

Vitamin K und Krebs

Dass Ernährung und Krebs zusammen hängen müssen, haben schon viele Studien gezeigt. Und davon sind sowohl Wissenschaftler und auch Bevölkerung überzeugt. Nicht umsonst werden Lebensmittel nach ihren Inhaltsstoffen und Wirkweisen untersucht und es wird zu Lebensmitteln geraten, die die freien Radikale hemmen, frei von Pestiziden und künstlichen Inhaltsstoffen sind.

In erster Linie stärkt eine gesunde Ernährung das Immunsystem, welches wiederum Hauptakteur im Kampf gegen die krebsverursachenden freien Radikale und angreifenden Zellen mit Krebspotentialen ist. Ist das Immunsystem geschwächt, so zeigt sich das nicht immer direkt durch Erkältungskrankheiten oder anderen Infektionen. Die Schwäche des Immunsystems zeigt sich teilweise so wenig ausgeprägt, dass sie erst festgestellt wird, wenn ein gravierendes Ereignis vermuten lässt, dass dieses vermeidbar gewesen wäre, wenn die eigenen Abwehrkräfte stark genug hätten agieren können.

Irgendwie macht sich schon der Eindruck breit, dass Krebs so etwas wie ein um sich greifendes Ungeheuer ist. Ob es überhaupt noch einen Menschen auf der Welt gibt, der keinen kennt, der an Krebs erkrankt ist? Natürlich sind die Behandlungsmöglichkeiten und vor allem die Chancen auf eine Früherkennung wesentlich

besserer als vor Jahrzehnten. Viele Betroffene gene-
sen auch wieder. Trotzdem nimmt die Zahl der Krebserkrankungen zu. Vermutet wird ein Zusammenhang
zwischen Industrienahrung, Zucker und Um-
welteinflüssen. Selbst Obst und Gemüse sind nicht
mehr gesund, wenn sie pestizidbelastet sind. Da kriegt
unser Immunsystem Aufgaben aufgebürdet, die es
völlig überfordern können und den Krebszellen
förderlich sind.

Wie erfreulich, dass es gerade aus Heidelberg wirklich
gute Nachrichten in Bezug auf die Thematik:
Ernährung und Krebsrisiko gibt. Eine mehrere Jahre
andauernde Studie namens EPIC bringt verwertbare
Ergebnisse und hat einen Krebsschutz durch Vitamin
K 2 mit bedeutsamen Ergebnissen belegen können.
Mehr als 24000 Teilnehmer wurden für diese Studie
untersucht. Begonnen wurde mit den Untersuchungen bereits 1994. Es kann also hier durchaus
von Langzeitwirkungen gesprochen werden. Personen
zwischen 35 und 64 Jahren die tumorfrei waren
wurden im Zeitraum zwischen 1994 und 2008 beglei-
tet. Die Aufnahme von Vitamin K war ein wesentlicher Schwerpunkt in dieser Studie und wurde regelmäßig erfasst.

Unter Berücksichtigung der Krebserkrankungen unter
den Probanden, konnten Rückschlüsse auf Vorkommen der Erkrankung, Schwere und Verlauf gezogen werden. Man ist zu dem Fazit gekommen, dass

das Krebsrisiko gesenkt werden kann. Bei Männern mehr als bei Frauen. Zudem verläuft eine Krebserkrankung in selteneren Fällen tödlich, wenn hohe Mengen an Menachinonen (Hauptquellen der aktiven Formen von Vitamin K) aufgenommen wurden.

Die Studienergebnisse können unter dem Suchbegriff: European Prospective Investigation into Cancer and Nutrition-Heidelberg recherchiert werden.

Mit Blick auf verschiedene Krebsarten konnte festgestellt werden, dass Vitamin K Leukämiezellen abtöten kann, indem es die Selbstzerstörung der Krebszellen aktiviert. Leberkrebs wird vorgebeugt. Das zeigt eine Studie die im Journal of the American Medical Association publiziert wurde. Hier wurden Personen mit erhöhtem Risiko für Leberkrebs untersucht. Bei den mit Vitamin K2 versorgten Probanden erkrankte später nur einer von zehn Teilnehmern. Von den Probanden aus der Kontrollgruppe waren es ca. 5 von 10 (47 %).

Selbst bei bereits erkrankten Menschen kann Vitamin K das Risiko zu sterben noch senken. In einer Studie aus dem Fachblatt American Journal of Clinical Nutrition ist von 30 % Risikominimierung die Rede.

Natürlich unterstützt eine ausgewogene Ernährung den Körper auch bei der zum Teil extrem anstrengenden Therapie während einer Krebserkrankung.

Wer hier auf die Zufuhr von Vitaminen und Mineralien achtet, kann mit Nebenwirkungen wie Blutbildveränderungen besser klar kommen.

Vitamin K und die Niere

Ausgeschieden wird das Vitamin K nach seiner Verwertung u.a. über das Harnsystem. Hier spielt die Niere bekanntlich eine primäre Rolle. Zum einen sorgen die Nieren für die Ausscheidung und zum anderen führt ein Mangel an Vitamin K zu Nierenerkrankungen wie Nierensteine. Im schlimmsten Fall können Nierenerkrankungen dazu führen, dass Betroffene regelmäßig zur Blutwäsche müssen. Diese Blutwäsche heißt im Fachjargon Dialyse. Zwar sind die Entwicklungen in diesem Bereich heute auch schon weitaus fortgeschrittener als noch vor zwanzig Jahren und Betroffene können die Dialyse z.B. nachts daheim vornehmen lassen.

Doch die Unbequemlichkeiten wie stundenlange Liegezeiten und das Anschließen an die Geräte sind zweitrangig. Dialyse ist für den Körper eine große Belastung und einige Patienten fühlen sich müde und kraftlos. Kaum haben sie sich erholt, beginnt das Blut sich schon wieder zu „vergiften" und die nächste Dialyse steht an. Das zerrt an Nerven und Kraftreserven.

Nierenerkrankungen sind oft auch Spätfolgen von anderen Erkrankungen (Diabetes), die wiederum auch negativ auf die Gefäße einwirken. Diabetes wiederum hat als eines der Hauptrisiken Übergewicht. Übergewicht belastet die Gefäße. Eine Kettenreaktion also. Da Vitamin K schon einiges an prophylaktischer

Arbeit übernehmen kann, besonders in Hinsicht auf die Gefäße, können Krankheitsbildung und später der Krankheitsverlauf durch Vitamin K beeinflusst werden.

Erkrankte an Diabetes mellitus, die aufgrund dieser Stoffwechselerkrankung die Dialyse brauchen machen den größten Teil der Dialysepatienten aus. Die zweite große Gruppe sind Patienten, die infolge entzündlicher Prozesse (oft chronisch) nur noch eine eingeschränkte Nierentätigkeit aufweisen.

Auch der Anteil an Personen mit gefäßbedingten Nierenproblemen ist noch sehr hoch. Vor allem die Wirkung von Vitamin K auf die Gefäße wirkt sich bei Nierenkranken positiv aus. So ist das Risiko für Dialysepatienten extrem hoch, aufgrund eines kardiovaskulären Ereignisses zu sterben. Kardiovaskulär kann mit „Herz und Gefäße betreffend" übersetzt werden. Es sind noch weiterführende Untersuchungen erforderlich, inwieweit Vitamin K und Nierenerkrankungen sich gegenseitig bedingen, um hier fundiert argumentieren zu können.

Erste Ergebnisse in Bezug auf den Gehalt des inaktiven Matrix-Gla-Protein (MGP) zeigen jedoch, dass bei einer Verbesserung des Vitamin K-Spiegels sowohl Blutwerte als auch das Risiko für Herz- oder Gefäßschäden optimiert werden. Allein das klingt schon vielversprechend.

Für Dialysepatienten ist eine Optimierung des Vitamin K-Spiegels allein durch die Ernährung kaum zu bewältigen. Aufgrund der Nierenschäden soll hier besonders auf Phosphate und Kalium in der Nahrung geachtet werden. Dadurch kommen andere wichtige Nahrungsinhaltsstoffe zu kurz. Dem kann aber durch die Einnahme von Präparaten abgeholfen werden. Natürlich gilt für jeden, dass er nicht wahllos Nahrungsergänzungspräparate zu sich nehmen soll. Für Dialysepatienten gilt dies aber ganz besonders.

Es ist nichts gewonnen, wenn der Vitamin K-Spiegel stimmt, es aber zu anderen gesundheitlichen Problemen kommt. Die Rücksprache mit dem behandelnden Arzt ist hier also unerlässlich. Ebenso fortlaufende Kontrollen des Blutbildes und immer auch ein Blick auf Gewicht, Blutdruck und Gefäße.

Vitamin K wenn man älter wird

Der Vitaminbedarf verändert sich bei fortschreitendem Alter und für die meisten Vitamine gilt im Alter
ein erhöhter Bedarf. Das ist doppelt problematisch.
Alte Menschen essen weniger - also müssen sie mehr
Vitamine in weniger Nahrung zu sich nehmen.
Außerdem sind ausgerechnet die Erkrankungen auf
die das Vitamin K positiv wirkt, typische Alterskrankheiten: Gefäßerkrankungen und Osteoporose. Was in
vielen Fällen auch als Spätfolge eines chronischen
Mangels an verschiedenen Vitaminen, Mineralien und
anderen wichtigen Substanzen ist. Der menschliche
Körper ist darauf programmiert, wenige Mittel auf
primär wichtige Aufgaben zu verteilen.

So wird Vitamin K wenn es in geringen Dosen aufgenommen wird, immer zuerst die Blutgerinnung unterstützen, weil der Körper dies als aktuell wichtigste
Aufgabe ansehen wird. Dass sich das im Alter rächt,
kann der Körper zu dem Zeitpunkt noch nicht wissen. So entwickelt sich ein Mangel, von dem der
Mensch gar nichts merkt und wird oft über Jahre
hinweg aufrechterhalten. Die Diagnosen der oben
genannten Erkrankungen sind dann die Folgen
davon. Leider kann der Vitamin K-Mangel rückwirkend nicht mehr festgestellt werden, bzw. auch die
Dauer des Vitamin K-Mangels kann rückwirkend
nicht genau benannt werden, so dass sich der
Gedanke an eine Spätfolge oft gar nicht erst breit

macht, sondern nur im aktuellen Befund nach Ursachen gesucht wird. Alter und Hormonumstellung sind dann natürlich naheliegender als ein 20 Jahre alter Vitamin K-Mangel, von dem man nichts wusste.

In jüngsten Studien wird auch die Verknüpfung der Aufnahme von Vitamin K und Alzheimer untersucht. Knochenerkrankungen wie Osteoporose oder auch Knochenschwund scheinen in einem engen Zusammenhang mit Morbus Alzheimer zu stehen und gerade auf diese beiden Krankheitsbilder ist eine prophylaktische und zum Teil sogar therapeutische Wirkung von Vitamin K nachgewiesen.

Ebenso haben Studien gezeigt, dass Alzheimerpatienten wesentlich häufiger von Knochenbrüchen (besonders in der Hüfte) betroffen sind, was auf einen niedrigen Vitamin K-Spiegel, der ebenfalls ersichtlich war, zurückgeführt wurde. Der niedrige Spiegel des Vitamin K kann noch nicht sicher erklärt wurde. Zwar wurde erkannt, dass Morbus Alzheimer die Aufnahme von Vitamin K wohl um fast die Hälfte senkt. Aber wie genau das Hirn bei Alzheimer arbeitet und was letztendlich konkret dazu führt, dass die Ablagerungen gebildet werden, ist nicht abschließend erforscht.

Ein großes Problem für alternde Menschen ist die Haut. Antifaltencremes bekommt man ja auch immer ganz gern schon als Scherzgeschenk zu jedem runden oder 5-er Geburtstag ab 25. Erstaunlicherweise sind einige Krankheiten am Faltenbild der Haut erkennbar. Darunter auch alle die Krankheiten, denen Vitamin K entgegen wirkt (Osteoporose, Diabetes, Herz-Gefäßkrankheiten). Ob Stirnfalten also ein Indiz für Vitamin K-Mangel ist, wird sicher in Studien noch restlos aufgeklärt werden. Vorerst wird das zumindest vermutet. Und dass es Hautcremes mit Vitamin K gibt, zeigt doch, dass auch die Pflege- und Kosmetikindustrie zumindest in dieser Richtung positive Studienergebnisse hatte.

Im Internet berichten auch Anwenderinnen von einer guten Wirkung von Creme mit Vitamin K. Besonders wirksam sollen diese bei Augenringen sein und auch bei Hautrötungen beispielsweise durch eine Gesichtsrose (Couperose und Rosacea)gute Effekte erzielen.

Vitamin K im Einsatz bei Extremfällen

Extremfälle? Nachdem es um Krampfadern, Nieren-erkrankungen, Krebs und Alzheimer ging, sollen noch Extremfälle folgen? Jawohl. Zwei Ausnahmesitua-tionen, die das Leben sehr intensiv und langandau-ernd beeinflussen: Mukoviszidose und Empfang eines Spenderorgans.

Bei Mukoviszidose stellt man normalerweise zuerst einen Zusammenhang zur Lunge her. Es sind aber auch andere Organe die Sekrete und Schleim bilden betroffen. Unter anderem der Darm. Durch die Ver-dickung des Schleims wird bei Mukoviszidose der Verdauungsprozess enorm beeinträchtigt. Die Auf-nahme verschiedener Nährstoffe durch den Darm ist erschwert. Bei Vitamin K gehört die Behandlung mit der Form Vitamin K1 heute schon zur Standard-behandlung, weil Mukoviszidose Patienten nachgew-iesener weise unter einem chronischen Vitamin K-Mangel leiden. Vitamin K2 wird unter anderem im Darm gebildet, was bei Betroffenen allerdings kaum stattfinden kann, daher wird die Behandlung mit Vit-amin K2 vermutlich auch in den Behandlungsstand-ard aufgenommen werden. Noch gibt es dazu, aber keine offiziellen Aussagen.

Die Spende eines Organs ist ein extremer Ausnahme-zustand. Das eigene Organ hat versagt. Vorher ist es dem Betroffenen sehr schlecht gegangen. Dann das

Glück, einen passenden Spender zu finden und die Angst, dass das Organ abgestoßen werden könnte. Doch der Weg zur Genesung ist sehr lang. Erst einmal muss die Operation verkraftet werden. Die Wochen und Monate nach der Transplantation sind besondere Ernährungs- und Lebensweisen einzuhalten, Medikamente zu nehmen, eine Reha zu machen. Je nach Organ sind Zeiten der Beatmung erforderlich, die beeinflussen ab wann ein halbwegs normales Leben wieder möglich ist.

Das Transplantationszentrum Pneumologie in Freiburg (Freiburger Schule) sagt als Richtwert, dass es etwa 1 Jahr braucht, bis man schrittweise zu einem normalen Leben zurückkehren kann. Trotzdem dürfen bestimmte Lebensmittel, dazu zählen auch Salate und Früchte, sehr viel länger nicht verzehrt werden. Ein Mineralienmangel in den Knochen ist da vorprogrammiert.

Ebenso der Mangel an verschiedenen Vitaminen, darunter auch Vitamin K . Um die Mineraliendichte in den Knochen wieder zu verbessern, kann das Vitamin K2 eingesetzt werden. Es gab eine Studie mit Herz- und Lungentransplantierten, die hier fundierte Ergebnisse lieferte. Ein Jahr lang wurden 180 μg Vitamin K2 verabreicht. Diese Menge zeigte, dass sich das Knochenbild wesentlich verbesserte.

Ein erstes Resümee

Die aktuellen Studien und positiven Ergebnisse in der Forschung um und mit Vitamin K sind vielversprechend und zeigen, dass ein einzelnes Vitamin im menschlichen Körper wahnsinnig viel bewirken kann. Wenn es dann noch zu einem optimalen Zusammenspiel von mehreren Vitaminen und Mineralien kommt, werden dem Organismus sehr viele Belastungen abgenommen und bereits bestehende gesundheitliche Einschränkungen minimiert. Das zeigt eindrücklich, wie wichtig eine gesunde und ausgewogene Ernährung ist.

Kommen schwerwiegende Krankheitsbilder oder extreme Lebenssituationen, die gerade beschrieben wurden, hinzu, ist es schon fahrlässig zu nennen, wenn Vitamin K weiterhin in der Ernährung ignoriert wird. Zumal Studien ja auch belegen, dass kleinere gesundheitliche Schäden wieder kompensiert werden können, wenn gezielt Vitamin K zugeführt wird.

Natürlich ist es verständlich, dass der Geschmack des Einzelnen ggf. eine Abneigung gegen bestimmte Speisen - vor allem bei Gemüsesorten - aufweist, die die Aufnahme von Vitamin K auf natürlichem Wege erschwert. Doch die Entwicklung von Nahrungsergänzungsmitteln ist inzwischen sehr weit fortgeschritten und kann Vitamin K als Brausetablette mit einem Geschmack der Wahl liefern, ohne dass

Nahrungsmittel zu sich genommen werden müssen, die einen eher an Stoffwechselendprodukte von Rindern erinnern.

Für ein besseres Wohlbefinden ist es unerlässlich, dem Körper bestimmte Stoffe zuzuführen. Vitamin K gehört eindeutig dazu. Trotzdem ist es wichtig, nicht wild drauf los zu therapieren, sondern immer auch Rücksprache mit dem Arzt zu halten und bei Vorerkrankungen, speziell im blutgerinnenden Zusammenhang niemals selbst vermehrt Vitamin K zuzuführen, sondern immer eng mit Ärzten und Therapeuten zusammen zu arbeiten. Und vor Beginn einer erhöhten Zufuhr von Vitamin K sollte unbedingt der Gehalt im Blut festgestellt werden, um den Bedarf überhaupt erst einmal zu analysieren und die Zufuhr auf den aktuellen Vitamin K-Spiegel anzupassen.

Im Folgenden soll es um Lebensmittel gehen, die gute Lieferanten für Vitamin K sind und den Speisezettel abwechslungsreich gestalten lassen. Grün kann zwar durchaus als die Farbe für Vitamin K gesehen werden, trotzdem muss man sein Dasein nicht mit Salatblättern oder Brokkoli fristen und nur noch grüne Sachen essen.

Lebensmittelquellen für Vitamin K

Die Lebensmittel die große Mengen an Vitamin K liefern, haben natürlich auch andere wichtige Inhalts- und Mikronährstoffe.

Eine erste große Gruppe von Vitamin K-Lieferanten sind alle gründen Blattgemüse. In diesen ist das Vitamin K1 enthalten. Auch wird in großen Mengen Chlorophyll geliefert, welches ebenfalls positive Auswirkungen auf die Gesundheit hat. Zu den Blattgemüsen zählen alle Blattsalate, Spinat, Mangold oder Portulak. Letzteres ist zwar ein Gartenunkraut, wird aber in der Heilkunde auch gern verwendet, weil es sehr viele positive Wirkungsweisen aufzeigt.

So wird Portulak beispielsweise eingesetzt, wenn Behandlungen erforderlich sind, die antibakteriell, blutstillend oder -reinigend wirken soll. Auch bei Blasenentzündungen wird dieses harntreibende Kraut verwendet. Von Frühjahrsmüdigkeit, Nervenleiden über Arteriosklerose bis hin zu Hämorrhoiden und Zahnfleischentzündungen reichen die Krankheitsbilder und Symptome, bei denen Portulak unterstützend tätig werden kann. Wem der Gedanke, Unkraut auf seinem Teller zu haben, nicht behagt, der kann sich auch grüne Smoothies zubereiten.

Was viele nicht wissen: Rote Beete Blätter gehören ebenfalls zu den grünen Blattgemüsen. Zwar wird die

Knolle inzwischen gern genutzt und als süßsaurer Salat, in Suppen oder gekocht in Meerrettichdressing verzehrt. Die Blätter wandern aber meistens in die Biotonne. Ein fataler Fehler, jedenfalls in Bezug auf Vitamin K und gesundheitsfördernde Maßnahmen. Denn die Blätter enthalten sogar noch mehr Mineral- und Nährstoffe als das eigentliche Gemüse (oder was wir dafür halten) - die Knolle. Bei Vitamin K beträgt der Faktor an Mehrwert sogar 2000. Also ruhig die Blätter ab und an mal mitessen und das Zweitausendfache an Vitalstoffen zu sich nehmen.

Kohl und Kräuter wie Schnittlauch, Sellerie und Petersilie liefern auch große Mengen an Vitamin K. Bei den Kohlsorten liegt Grünkohl mit seinem Vitamin K Gehalt ganz vorn. Doch auch Weißkohl, vor allem in Form von Sauerkraut ist ein toller Lieferant von Mikronährstoffen. Sauerkraut wird sogar therapeutisch verwendet. In Form von Saft oder Beilage zum Essen ist Sauerkraut eine Putzkolonne für den Darm und der hohe Gehalt an freien Radikalen in Kohl und Sauerkraut wirkt prophylaktisch für viele Erkrankungen, allen voran wirkt es auf natürlichem Wege auch der Tumorbildung entgegen. Bei den Kräutern ist Petersilie der Favorit. So manches Nahrungsergänzungsmittel kann man sich sparen, wenn man hin und wieder einen Büschel Petersilie knabbern würde.

Avocado kann als biologische Wunderwaffe für die

Gesundheit gesehen werden. Neben den wichtigen Vitaminen, allen voran Vitamin K, liefern Avocados auch sehr wertvolle Fette und sorgen schon von sich aus dafür, dass fettlösliche Fette wie Vitamin K auch vom Körper aufgenommen und verwertet werden können. Was nutzt mir die Aufnahme hoher Mengen an Vitamin K, wenn ich auf Fette verzichte und die Fettlöslichkeit nicht in Kraft treten kann? Avocado liefert die Fette also direkt mit.

Wie wichtig das Zusammenspiel der Vitamine und Fett ist, hat auch die Nahrungsergänzungsindustrie bereits erkannt und Präparate entwickelt, die die fettlöslichen Vitamine auf entsprechenden Trägersubstanzen entwickelt.

So werden die Vitamine in Multipräparaten zusammengefasst und z.B. auf Sesamölbasis als Kautablette, Kapsel o.ä. angeboten (ADEK-Präparate z.B.) Und diese ADEK-Präparate, die die Vitamine A, D, E und K enthalten, werden in der Freiburger Uniklinik zumindest, den Mukoviszidose Patienten verabreicht, weil die Resorption aufgrund der Vorerkrankung beeinträchtigt ist und dieses Präparat die Versorgung mit den wichtigen Vitaminen sichert.

Anfangs wurden diese sogar extra aus den USA bezogen, weil diese Nahrungsergänzungsmittel in Deutschlang extrem teuer waren. Auch heute noch liegt der Apothekenverkaufspreis bei ca. 40 Euro für

100 Kapseln. Wer nicht gerade unter Mukoviszidose leidet, kann also mit einer Avocado wesentlich günstiger den gleichen Effekt erzielen.

Grüne Smoothies wurden vorhin schon kurz erwähnt. Auch hierzu gibt es aktuelle Studien die die positive Wirkung von Chlorophyll auf die Zellbildung und den Stoffwechsel belegen. Aktuell boomen diese grünen Obst- und Gemüsepürrees und es gibt sie zum Teil sogar fertig zu kaufen. Sie lassen sich aber auch sehr einfach und wesentlich günstiger selbst herstellen. Ein guter Leitfaden dafür ist der Smoothie Guide. Es gibt eine gleichnamige Internetseite auf der interessante eBooks zu beziehen sind, darunter auch der Smoothie Guide. Hier sind nicht nur Rezepte für grüne Smoothies drin und auch andersfarbige Früchte haben durchaus einen nennenswerten Vitamin K Gehalt.

Zu den Lebensmitteln mit 600 – 1000 µg Vitamin K zählt Grünkohl. Er kommt mit 817 µg schon recht nah an den tausender Wert heran. Spinat, Rosenkohl, Fenchel, Portulak, Traubenkernöl, Sojamehl, Kichererbse (Samen, trocken), Brunnenkresse, Schnittlauch liefern immerhin noch 200 – 600 µg Vitamin K. Mit 100 – 200 µg schlagen Kopfsalat, Mungbohnen (trocken), Broccoli (roh), Weizenkeime, Rapsöl, Linsen und Urdbohnen (trocken), Kürbiskern und Sojaöl noch zu Buche. Darunter ist der Gehalt an Vitamin K weiterhin ausreichend für eine positive

Wirkung auf die Gesundheit.

Zu den weiteren Lebensmitteln, die für eine Vitamin K reiche Ernährung zu empfehlen sind, gehören alphabetisch sortiert:

Ananas

Apfel

Apfelmus

Apfelsaft

Apfelsine

Aprikose

Aubergine

Austern

Avocado

Birne

Bleichsellerie

Blumenkohl

Butter

Butterschmalz

Cashewnuss

Champignon

Chesterkäse

Chinakohl

Distelöl

Emmentaler Käse (45 % Fett)

Erbse (grün)

Erbse (trocken)

Erdbeere

Erdnussöl

Gurke

Haselnuss

Himbeere

Honig

Hühnerei (gesamt)

Hühnerleber

Hüttenkäse

Joghurt ab mindestens 3,5 % Fett

Johannisbeere (rot)

Johannisbeere (schwarz)

Kakaobutter

Kalbsleber

Kartoffel

Kirsche (süß)

Kiwi

Kohlrabi

Kokosfett

Kuhmilch (Bio Rohmilch)

Lauch

Leinsamen

Makrele

Möhre

Olivenöl

Palmöl

Paprika

Pastinake

Pekannuss

Pfirsich

Pflaume

Pistazie

Rettich

Rinderleber

Rindfleisch

Rotkohl

Sauerkraut

Schweinefleisch (Muskel)

Schweineleber

Sellerie (Knolle)

Sesamöl

Sesamsamen

Spargel

Tomate

Tomatensaft

Traubensaft

Walnuss

Walnussöl

Wassermelone

Weintraube

Weiße Rübe

Weißkohl

Zitrone

Zucchini

Zuckermelone

Zwiebel

Bei der Auflistung der Lebensmittel variiert der Vitamin K-Gehalt natürlich extrem. Daher ist es wichtig, sich auf der Packung oder entsprechenden Listen genau über die Inhaltsstoffe zu informieren. Einige der Produkte haben sogar nur einen Gehalt an Vitamin K unter 1 µg. Trotzdem gelten sie als unterstützend für die Optimierung für den Vitamin K-Spiegel, weil sie ggf. wichtige Mikronährstoffe oder Fette liefern, die den Umsatz von Vitamin K begünstigen.

Vitamin K2 ist nur in wenigen Lebensmitteln enthalten. Leider oft auch nur in Lebensmitteln, die von vielen Personen als nicht wohlschmeckend empfunden werden oder auch aus ideologischen Gründen abgelehnt werden (tierische Produkte wie Leber). Um einem Mangel vorzubeugen kann hier auf eine Nahrungsergänzung zurückgegriffen werden.

Vitamin K2 für Veganer

Veganer legen großen Wert darauf, ihre Nährstoffe aus rein pflanzlichen Produkten zu beziehen und wollen Tiere auch nicht ausbeuten, indem sie Ernteprodukte wie Eier, Milch oder Honig zu sich nehmen. Für die unverarbeiteten pflanzlichen Produkte gilt hier nichts Besonderes zu berücksichtigen. Werden jedoch verarbeitete Produkte oder Nahrungsergänzungsmittel gekauft, so darf auf der Liste der Inhaltsstoffe nicht das Vitamin K2 Menaquinon-4 aufgeführt sein. Die Ziffer für das pflanzliche Vitamin K2 ist 7 (Menaquinon-7).

Ein optimaler Umsatz von Vitamin K kann nur mit Vitamin D und Calcium erfolgen. Calcium wird durch Milchprodukte geliefert, auf die Veganer wiederum verzichten. Daher muss hier natürlich besonders darauf geachtet werden, dass die Vitamine nicht nur aufgenommen werden, sondern sich auch entfalten können. Nur dann können Blutgefäße, Zähne und Bewegungsapparat wirklich von der gesunden Ernährung profitieren.

Nahrungsergänzungsprodukte

Auf das ADEK-Präparat sind wir vorhin schon eingegangen. Dieses ist besonders zu empfehlen, weil es eine gute Kombination aus fettlöslichen Vitaminen anbietet und das benötigte Fett direkt mitgeliefert wird. Weil es sich herausgestellt hat, dass Sesamöl besser vertragen wird, wird dieses häufig für die Trägersubstanz verwendet. Es gibt aber auch Produkte wo Oliven-, oder Leinöl verwendet werden. Überwiegend wird bei den Ölen auf biologische Qualität gebaut. Auch auf Allergene etc. wird geachtet, so dass die Präparate Laktose- und glutenfrei - also hypoallergen sind.

Natürliche Produkte sind ebenfalls Präparate auf Basis der Sango Meereskoralle oder Moringa. Ein Loblied auf Moringa wollen wir an dieser Stelle gar nicht singen, aber dieser afrikanische Baum wird nicht umsonst Wunderbaum genannt.

Unter dem Gesichtspunkt der Osteoporose Prophylaxe und -behandlung gibt es gute Kombipräparate aus Vitamin D und Vitamin K. Manche Hersteller reichern die Produkte auch noch mit Calcium und Magnesium an. Diese sind besonders für Vegetarier und Veganer geeignet. Weil die Industrie der Nahrungsergänzungsmittel weiß, welchen Wert vor allem Veganer auf Produkte ohne tierische Inhaltsstoffe legen, werden die meisten Produkte auch ohne Gelatine oder ähnliche tierische Nebenprodukte hergestellt.

Wer sich teure Produkte nicht leisten kann, sollte lieber mehr Gemüse essen, als auf die preiswerten Produkte aus den Discountern oder Drogeriemärkten zurückzugreifen. Freiverkäufliche Arzneimittel, zu denen die Vitaminpräparate zählen, sind nur sehr gering dosiert. Um eine wirkungsvolle Menge an Vitamin K zuzuführen müssen viel zu viele Einzeldosen eingenommen werden. Am Ende wird das nicht günstiger.

Auch vor der Einnahme von Multivitaminpräparaten wie Centrum etc. sollte einmal genau gecheckt werden, welche Vitamine sich gegenseitig in ihrer Wirkung begünstigen oder gar aufheben. Diese Breitbandpräparate sind oft so angelegt, dass sie sich gar nicht optimal resorbieren lassen. Es ist natürlich sehr bequem, einmal am Tag eine Pille einzuwerfen und sich ein gutes Gewissen damit zu schaffen.

Die Wirkung ist jedoch oft nicht so gut und wer sich auf diesen Präparaten ausruht und sonst nicht auf die Ernährung achtet, der hat rein gar nichts gewonnen mit der Einnahme dieser Mixturen. Vielmehr sollte dann auf Moringa umgestiegen werden, weil hier Wechselwirkungen unter den Inhaltsstoffen nahezu ausgeschlossen werden können.

Ansonsten sind Vitaminpräparate mit einzelnen Bestandteilen oder nachgewiesener weise sinnvollen Kombinationen immer zu bevorzugen. Wobei natürlich die gesunde Ernährung ohne Nahrungsergänzungsmittel immer die beste Option wäre.

Colostrum und Vitamin K

Colostrum, auch Biestmilch genannt, wurde vor allem in den letzten zwei Jahrzehnten als Nahrungsergänzungsmittel sozusagen neu entdeckt. Es ist zwar lange bekannt, dass besonders die Erstlingsmilch dem Nachwuchs die besten Voraussetzungen für den Eintritt ins Leben bietet, aber Colostrum an sich hat sich noch nicht standardmäßig als Nahrungsergänzungsmittel durchgesetzt.

Die Erstlingsmilch bildet sich bei Säugetieren (einschließlich des Menschen) in den ersten 72 Stunden nach der Geburt des Nachwuchses und ist hochwichtig für den neugeborenen menschlichen oder tierischen Säugling. Aus diesem Grund werden Neugeborene in der Regel direkt der Mutter an die Brust gelegt. Das Colostrum ernährt den Säugling nicht, sondern ist so etwas wie eine Schluckimpfung gegen Umweltfaktoren und Infektionen. Bereits nach 5 Tagen geht das Colostrum in die normale Muttermilch über und verliert einen Großteil seiner positiven Wirkung auf den Säugling. Trotzdem ist Muttermilch immer noch reichhaltiger und wichtiger als Milchersatzangebote aus der Flasche.

Untersuchungen haben gezeigt, dass Colostrum von Rindern noch reichhaltigere Inhaltsstoffe hat als die menschliche Muttermilch und auch beim Menschen positiv wirkt. Das ist nun auf gar keinen Fall ein

Grund sein Neugeborenes mit Colostrum von der Kuh zu füttern. Im Gegenteil! Babys sind sehr empfindlich und sollten außer Muttermilch oder wenn dies nicht möglich ist - Babynahrung nichts anderes angeboten bekommen. Und ohne Rücksprache mit einem Kinderarzt schon gar nicht.

Trotzdem wollen wir einen Blick auf die Inhaltsstoffe von Colostrum werfen und vor allem auf die Wirkung. Neben dem hohen Eiweißgehalt, Vitaminen, Mineralien, Spurenelementen, Aminosäuren und einer vielfältigen Auswahl an Immunglobulinen ist vor allem das Nichtvorhandensein von Lactose, Allergenen und Lactalbumin ein großer Vorteil von Colostrum.

Als Nahrungsergänzungsmittel wirkt Colostrum positiv auf Energie und Ausdauer und deckt alle Wirkungsbereiche von Vitamin D und K (Blut, Knochen, Gefäße, Immunsystem) optimal ab. Es gibt dieses natürliche Nahrungsergänzungsmittel in vielen unterschiedlichen Applikationen und von sehr vielen Herstellern. Mit einem anerkannten Bio-Siegel kann man beim Einkauf nichts falsch machen.

Abgesehen von dem Gehalt an Vitaminen etc. wird Colostrum eine ähnlich umfassende Wirkung nachgesagt, wie manchen Vitaminen oder Heilpflanzen. Ärzte äußern sich sehr positiv über Colostrum und es wird in mehreren medizinischen Bereichen als positiv wirkend beschrieben.

Hier eine kleine Zitatensammlung von Medizinern zum Thema Colsotrum:

Colostrum ist eines der wirksamsten Lebensmittel das ich kenne. Ich empfehle es fast allen meinen Patienten zur allgemeinen Stärkung, aber auch zur Verbesserung des Gesundheitszustandes bei diversen Erkrankungen. Dr. med Marco Prümmer

Colostrum enthält einen Virus-Antikörper der virale Eindringlinge angreift. Man hat eine breite Palette von antiviralen Faktoren im Colostrum gefunden. Diese Untersuchung fand im US-Regierungscenter für Seuchenkontrolle in Atlanta, Georgia, statt. Dr. E.L.Palmer, et.al.; Journal of Medical Virology

Colostrum enthält unspezifische Hemmstoffe, die eine breite Palette von Atemwegs- erkrankungen hemmen, besonders Influenzaviren. Colostrum wird besonders für seine einzigartige Wirkung gegen potentiell tödliche Ausbrüche des asiatischen Grippevirus genannt, die aus den tierischen/humanen Mutationen resultieren. Drs.Shortridge, et.al.; Journal of Tropical Pediatrics

PRP (Prolin-reiches Polypeptid) in Rindercolostrum hat dieselbe Fähigkeit, die Aktivität des Immunsystems zu regulieren, wie das Hormone bei der Thymusdrüse tun. Es aktiviert ein unteraktives Immunsystem indem es ihm hilft, gegen krankheitserregende Organismen vorzugehen. PRP unterdrückt auch ein überaktives Immunsystem, wie man es oft bei den Autoimmunerkrankungen kennt. PRP ist höchst entzündungshemmend und es scheint auch auf T-Zellen Precursoren zu agieren um Helfer T-Zellen und Unterdrücker T-Zellen zu produzieren. Drs. Staroscik, et.al., Molecular Immunology

Glykoproteine in Rindercolostrum hemmen die Anbindung von Helicobacter Pylori Bakterien, die Magengeschwüre verursachen. Colostrum enthält große Mengen an Interleukin-10 (ein starker Entzündungshemmer) der große Bedeutung in der Reduktion von Entzündungen in arthritischen Gelenken zeigt. Dr. Olle Hernell, Universität von Ulmea, Schweden, Wissenschaft

Colostrum und Muttermilch (von Kühen und Menschen) stimuliert das Immunsystem des Neugeborenen; indem bislang unidentifizierte Proteine die Reifung von kultivierten B Lymphozyten (eine Art weißer Blutzellen) beschleunigen und sie für die Herstellung von Antikörpern vorbereitet. Dr. Michael Julius, McGill University, Montreal; Science News

Menschliche klinische Studie: Immunfaktoren aus Kuhcolostrum, die oral eingenommen werden, wirken gegen krankheitserregende Organismen im Verdauungstrakt. Der Konsum von Immunglobulinen aus Rinderkolostrum könnte eine neue Methode sein,

passiven Immunschutz gegen einen Wirt Darmbe-
zogener Erkrankungen zu bieten der Antigene
verursache (viral und bakteriell). Dr. R. McClead,
et.al.; Pediatrics Research

Untersuchungen mit menschlichen Freiwilligen haben
gezeigt, dass die Erhaltung der biologischen Aktivität
von IgG (Immunglobulin G) in den Verdau-
ungssäften von Erwachsenen, die Rindercolostrum
oral erhalten hatten, auf eine passive enterale (intesti-
nale) Immunisierung zur Prävention und Behandlung
akuter Darmerkrankungen hindeutet. Dr.L.B. Kha-
zenson; Microbial & Epidemial Immunobiology

Colostrum stimuliert das lymphatische Gewebe und
liefert somit Unterstützung in gealterten oder immundefizienten Menschen. Die Natur benutzt den
oralen Weg zur Entwicklung des Immunsystems seit
dem Ursprung der Säugetiere (sicher und wirkungsvoll).

Die orale Gabe von Immunfaktoren ist einfach, billig,
frei von Nebenwirkungen und kann äußerst nützlich
in der Veterinär- und Humanmedizin sein um Im-
mundefizienzen zu korrigieren. Drs. Bocci, Bremen,
Corradeschi, Luzzi and Paulesu, Journal Biology

Immunglobuline von Rindercolostrum reduzieren
und beugen viralen und bakteriellen Infektionen in
Immundefizienten Erkrankten vor: Knochenmarks -

Empfänger, Frühgeborenen, AIDS, etc. New England Journal of Medicine

Wissenschaftler haben berichtet, dass Colostrum die Reifung der B-Lymphozyten stimuliert und sie für die Produktion von Antikörpern vorbereitet, das Wachstum und die Differenzierung von weißen Blutzellen fördert. Ähnliche Aktivitäten in Kuh- und menschlichem Colostrum können auch Makrophagen aktivieren. Dr. M. Julius, McGill University, Montreal;: Science News

Immunglobuline im Colostrum wurde erfolgreich benutzt um Thrombozytopenie, Anämie, Neutropenie, Myasthenie Gravis, Guilain Barre Syndrom, Multiple Sklerose Systemischer lupus, Rheumatische Arthritis, Bullus Pamphigoid, Kawasaki's Syndrom, Chronisches Müdigkeitssyndrom und Crohn's Erkrankung unter anderem zu behandeln. Dr. Dwyer; New England Journal of Medicine

Man hat festgestellt, dass PRP nicht Spezienspezifisch ist (Transferrierbar für menschlichen Gebrauch). Es verändert weiße Blutzellen zu funktionell aktiven T-Zellen. Die Resultate wurden bei der Behandlung von Autoimmunerkrankungen und Krebs aufgezeigt. Ein wichtiger Immunmodulator stimuliert ein underaktives Immunsystems und beruhigt ein überaktives. Drs. Janusz & Lisowski; Archives of Immunology

Rindercolostrum enthält TGF-1, das einen wichtigen unterdrückenden Effekt auf zytotoxische Substanzen hat (entzündungshemmend). Es verhindert das Zellwachstum von menschlichen Osteo-sarkom - (Krebs) Zellen (75 %ige Verhinderung). Es ist ein Mittler von Fibrosen und Angiogenese (Heilung des Herzmuskels und der Blutgefäße), (Roberts et.al., 1986), beschleunigt die Wundheilung (Sporn et.al...,1983) und der Knochenbildung (Centrella et.al., 1987). Drs. Tokuyama and Tokuyama, Cancer Research Inst. Kanazawa Univ., Japan

Nur die Retinsäure, die sich im Colostrum befindet, zeigte Schutz und reduzierte Kolonisation des Herpes Virus. Obwohl keine Heilung, reduziert die Retinsäure wirkungsvoll den Herpes Virus auf Levels (1/100 bis 1/ 10 000 Viren blieben nach der Behandlung aktiv) bei denen das körpereigene Immunsystem einen Ausbruch verhindern konnte. Drs. Charles Isaacs, et.al.; Experimental Biology, Science

Man hat entdeckt, dass Wachstumsfaktoren in Rindercolostrum äußerst wirkungsvoll in der Förderung der Wundheilung sind. Es ist empfohlen bei Traumas und Heilung nach Operationen, sowohl für externe und interne Anwendung. Drs. Sporn,et.al.; Science

IGF-1, das im Colostrum entdeckt wurde, stimuliert Knochen- und Muskelwachstum und die Regeneration von Nervenzellen. Es wurde auch entdeckt, dass die äußere Anwendung auf Wunden in einer wirkungsvolleren Heilung resultierte. Drs. Skottner, Arrhenius-Nyberg, Kanje and Fyklund, Acta. Paediatric Scandinavia, Sweden

Hohes Alter wird mit reduzierten Mengen an Wachstumshormonen in Verbindung gebracht: GH und IGF-1. Das Einsetzen von GH und IGF-1 steigert das Körpergewicht und Muskelwachstum von gealterten Menschen. Drs. Ullman, Sommerland & Skottner, Dept. of Pathology and Pharmacology, Univ. Of Gothenburg, Sahlgren Hospital & HabiVitrum AB, Stockholm, Schweden.

Rindercolostrum enthält hohe Mengen von Wachstumsfaktoren die normales Zellwachstum und DNS-Synthese fördern. Drs. Oda, Shinnichi, et.al.; Comparative Biochemical Physiology

Das Ausbleiben der Heilung von chronischen Wunden ist ein grosses medizinisches Problem. Ärzte weisen darauf hin, dass eine wichtige Rolle der Wachstumsfaktoren die Beschleunigung der Wundheilung ist. Beschleunigte Heilung ist möglich bei der Behandlung von Traumas und Operationswunden. Drs. Bhora, et.al.; Journal surg. Res.

Cartilage Inducing Factor - A (CIF-A) der im Colostrum gefunden wurde, stimuliert die Reparatur von

Knorpeln. Drs. Seyedin, Thompson, Bentz, et.al.; Journal of Biological Chemistry

Klinische Studien haben ergeben, das IgE (Immunglobulin E) in Rindercolostrum für die Regulierung der allergischen Reaktionen verantwortlich sein könnte. Drs. Tortora, Funke & Cast, Microbiology Immunglobuline im Colostrum sind in der Lage, die schädlichsten Bakterien, Viren und Hefen zu neutralisieren. Dr. Per Brandtzaeg; Annals of the New York Academy of Sciences

Virale Konzentrationen im Körper zu reduzieren und die natürliche Immunabwehr zu stimulieren beinhaltet das größte Versprechen, unserem Immunsystems zu helfen, den HIV-Virus in Schach zu halten. Drs. Nowa and McMichael; Scientific American

Colostrum enthält Retinsäure, die hilft, den Herpes Virus zu bekämpfen. Es enthält auch Glykoproteine (Kappa Kasein), die gegen Bakterien, die Magengeschwüre hervorrufen, schützt. Dr. Raloff, Science News

Konzentrationen von Laktoferrin und Transferrin in Rindercolostrum wurden als notwendig angesehen, Eisen ins Blut zu befördern. Höchste Konzentrationen beider Substanzen wurden in der ersten Melkung nach der Geburt gefunden. Drs. Sanchez, et.al., Biological Chemistry

Extra Kapitel: Vitamin K in Verbindung mit Vitamin D

Die Kombination der Vitamine D und K spielt vor allem in Hinsicht auf die Knochenbildung und Osteoporose eine große Rolle. Auch mit einem Blick auf Colostrum kann dieses Zusammenspiel bestätigt werden.

Im Knochenstoffwechsel spielen beide Vitamine eine große, wenn auch differenzierte Rolle. Japanische Forscher haben die Knochendichte von jungen weiblichen Ratten durch Gabe von Vitamin K erhöhen können. Die Nahrung wies dabei einen normalen oder leicht geringen Calciumgehalt auf. Diese Tests waren der Beginn einer Reihe weiterer tierischer Versuche und später von Studien am Menschen. Die Wichtigste Studie wurde an über 70000 Frauen durchgeführt, die definitiv nachwies, dass Vitamin K sich auf die Knochen positiv auswirkt und es erheblich seltener zu Frakturen am Oberschenkel kam, wenn die Frauen mit Vitamin K angereicherter Nahrung versorgt wurden.

Selbst bei Betroffenen von Osteoporose konnte die Knochendichte durch Vitamin K-Gaben erhöht werden. Hierfür wurde eine Interventionsstudie mit Vitamin K und Placebos durchgeführt. Selbst vor Astronauten machen die Studien keinen Halt. Im

Zustand der Schwerelosigkeit nimmt die Knochendichte ab. Kehren die Weltraumbesucher auf die Erde zurück, kann dies ganz schnell zu Knochenbrüchen führen, zumal die Astronauten die Fortbewegung auf der Erde - ohne Schwerelosigkeitsbedingungen - erst wieder lernen müssen. Astronautennahrung, die mit Vitamin K angereichert wurde, beugte diesen Risiken vor und ließen während des Weltraumfluges die Knochendichte nur sehr minimal schwinden.

Im Zuge dieser Untersuchungen stieß man immer wieder auf Abhängigkeiten oder Zusammenspielen verschiedener Nahrungsinhaltsstoffe. Eines dieser Zusammenspiele ist das von Vitamin K und Vitamin D. Die positive Wirkung von Vitamin D in der Form von Vitamin D3 auf Knochenbau und -bildung ist bereits seit längerem bekannt. Auch bei anderen Wirkungsbereichen, die für Vitamin K bereits in Anfängen oder mit fundierten Belegen nachgewiesen oder auch nur vermutet werden, ist eine Wirkung von Vitamin D3 bereits nachgewiesen (Gefäße, Nieren, Psyche).

Bei Osteoporose wird die Gabe von Vitamin D-Präparaten bereits als Basistherapie angesehen. Das mag daran liegen, dass über Vitamin D bereits 10 Jahre früher geforscht wurde. Rachitis und die Studien dazu zeigten bald die Wirkung von Vitamin D auf dieses Krankheitsbild. Wobei Anfangs vor allem der

Schwerpunkt auf die Wirkung von UV Strahlung gelegt wurde und erst später die dabei entstehende Substanz den Namen Vitamin D bekam.

Zehn Jahre sind jedoch eine sehr lange Zeit. Vor allem in der Medizin. Hier kann ein bahnbrechendes Ergebnis in kürzester Zeit die Wende für viele hoffende Erkrankte geben. Und wenn sich eine Krankenschwester und eine Gesundheits- und Krankenpflegerin treffen, die ihre Ausbildung in einem Abstand von 30 Jahren erfolgreich und mit besten Noten abgeschlossen haben, wird die ältere der beiden in vielen Therapiefeldern völlig überholte Therapieansätze anbieten wollen.

Jedenfalls wenn sie sich im Laufe des Berufslebens nicht weitergebildet hat. Einfach weil die Wissenschaft sehr viele neue Methoden, Wirkstoffe und Erkenntnisse hervorgebracht hat. Krebs ist immer noch schrecklich in vielen Fällen aber heilbar. Und mit der richtigen Ernährung zum Teil sogar vermeidbar.

Nachwort

Mit den zusammengetragenen Informationen aus diesem Buch sollte es doch gelingen, seiner eigenen Gesundheit und seinem Wohlbefinden mit wenigen Maßnahmen gute Vitamine zuzuführen. Wesentlich ist der Blick auf sich selbst, seine Gewohnheiten und Ernährung.

Der Zeigefinger, der immer sagt, weniger ist mehr, ist gerade im Zusammenhang mit Vitamin K völlig fehl am Platze. Zwar ist mehr nicht immer besser, aber zu wenig Vitamin K kann gravierende Beschwerden hervorrufen, die nur schwer zu kompensieren sind und durchaus chronische Erkrankungen hervorrufen können.

Das wichtigste bei der zusätzlichen Aufnahme von Vitamin K ist ein Blick auf das Blutbild. Der Selbsttest im ersten Teil des Buches kann helfen, einen Vitamin K-Mangel zu erkennen, allerdings ersetzt dieser Test nicht den Arztbesuch und die Blutuntersuchung. Manchmal treten Krankheiten auf, deren Ursache man sich nicht erklären kann. So erkranken auch Nichtraucher und Vegetarier an Krebs oder bekommen einen Herzinfarkt. Selbst wer im Test alle Fragen mit Nein beantwortet darf sich nicht in Sicherheit wiegen.

Denken Sie über ihre Ernährung nach und sprechen

Sie mit Ihrem Arzt über Vitamin K. Lieber einmal ohne krank zu sein, seinen Arzt konsultieren, als zu krank zu werden, um noch zum Arzt gehen zu können.

Ich wünsche Ihnen alles Gute und vor allem viel Gesundheit...

Ihr
Michael Iatroudakis

Quellen:

Wikipedia/vitamin_k

Vitamin K2 von Josef Pies

http://www.colostrum-portal.com

Gesellschaft Anthroposophischer Ärzte

Zentrum der Gesundheit.de

Über den Autor

Lizensierter Fitness-Trainer, Fitness-Lehrer, zertifizierter "MovNat" Trainer, Ausbildung zum Heilpraktiker, Autor, Solopreneur, Digitaler Nomade und Lebenskünstler... ;)

Bereits erschienen (Bücher / eBooks):

Die Matrix-Diät „Abnehmen m. Körper, Geist & Seele"

Der Smoothie-Guide …ein unterhaltsamer Ratgeber

Xylit „Das süße Wundermittel"

Der Paleo-Lifestyle: Steinzeitfitness im 21. Jahrhundert

Der Matcha Tee: Das grüne Wunder aus Japan

Das Kokosöl: Das Geheimnis äußerer Schönheit, stabiler Gesundheit und grenzenloser Energie

Die Steinzeit-Diät: In 28 Tagen zum Wohlfühlgewicht

Die Smoothie-Diät: Gesund und lecker abnehmen mit selbstgemachten Smoothies

Kolloidales Silber: Das natürliche Antibiotikum für Mensch, Tier und Pflanze

Moringa Baum: Mehr Gesundheit, mehr Energie und jünger aussehen mit dem Wunderbaum

Die Zistrose: Das Wunderkind unter den Heilpflanzen

Omega 3: Die wiederentdeckte Fettsäure gegen Herz-Kreislauferkrankungen, Alzheimer, Depressionen, Arthrose, ADHS und Entzündungen

4 SuperFoods: Matcha-Tee, Kokosöl, Moringa-Baum, Zistrose (Sammelband 1)

Vitamin D: Das Superhormon gegen Herz-Kreislauferkrankungen, Krebs, Depressionen, Grippe und mehr…

Projekt Diät: Artgerecht zum Wohlfühlgewicht / Sammelband

4 SuperFoods: Vitamin D, Wasser, Gerstengrassaft, Omega 3 (Sammelband 2)

Waser: Das Lebenselixier für Gesundheit, Vitalität und Wohlbefinden

Das Vitamin K: Das vergessene Vitamin

Der Vitamin D & K Faktor: Der Rundumschutz für chronische Erkrankungen

Krafttraining: Kraft ist die bessere Medizin

Der Detox-Plan: Gesundheit, Lebensenergie und jünger aussehen durch natürliche Entgiftung

Zucker: Die (süße) tödliche Verführung [Fettleibigkeit, ADHS, Herz-Kreislauferkrankungen, Diabetes / WISSEN KOMPAKT]

Kokoswasser: Das Natürliche Elixier des Lebens (Anti-Aging, Entgiftung, Sport, Kokosnuss / WISSEN KOMPAKT)

Die Kokosnuss: Wunderfrucht von den Tropen (Sammelband)

10 Superfoods: Powerfoods für mehr Gesundheit, mehr Lebensenergie und natürliches Anti-Aging (Argan-Öl / Kurkuma / Baobab Affenbrotbaum / Chia Samen und mehr

Kakao: Die wundersame Heilkraft der Kakaobohne

Kokosöl: Das Wunder-Öl in der täglichen Praxis

10 Superfoods 2: Powerfoods für mehr Gesundheit, mehr Lebensenergie und natürliches Anti-Aging

10 Superfoods 3: Powerfoods für mehr Gesundheit

Chia-Samen: Wundersamen für mehr Gesundheit und Lebensenergie

Barfuß-Fitness: Wie unsere Füße unsere Gesundheit beeinflussen

Paleo 30: Mehr Wissen, mehr Erfolg (Steinzeiternährung)

Glutathion: Das Entgiftungs- und Anti-Aging Wunder

Die Kaizen-Diät: In kleinen Schritten zum Wohlfühlgewicht

Paleo Fast-Food: 33 Rezepte aus der Steinzeitküche

Paleo 30: Der ultimative Starter-Guide (Sammelband)

Vorsicht SITZEN: Die unterschätzte Gefahr

Ein gesunder Geist steckt in einem gesunden Körper Band 1

Ein gesunder Geist steckt in einem gesunden Körper Band 2

Avocado-Öl: Das wertvolle Pflanzenöl aus der Frucht der Avocado

Krill-Öl: Die neue Generation von Omega-3-Fettsäuren

Die Welt der Öle: Kokosnuss-Öl, Avocado-Öl & Krill-Öl (Sammelband)

Das Tabata-Prinzip: 4-Minuten-Workout für maximale Fitness

10.000 Schritte zum Wohlfühlgewicht: Schritt für Schritt erfolgreich abnehmen

Homepage:

www.my-kindle-ebooks.de

www.meine-superfoods.com

www.smoothie-guide.de

www.xylit-xylitol.com

www.der-paleo-lifestyle.de

TIPP: Der "STEINZEIT-DIÄT" Online-Kurs:

www.steinzeit-paleo-diaet.de

Ich gebe Ihnen eine Garantie

Mir ist es sehr wichtig, dass Sie aus diesem eBook / Buch den größtmöglichen Nutzen ziehen. Sollten Sie dennoch enttäuscht sein und Sie keinerlei Nutzen verzeichnen könnten, dann schreiben Sie mir eine E-Mail und ich erstatte Ihnen ohne Wenn und Aber den Kaufpreis zurück.

In dieser Hinsicht vertraue ich Ihnen als ehrlichem Menschen.

Bitte um ein Feedback

Eine persönliche Bitte:

Sollte irgendetwas in diesem eBook / Buch nicht stimmen.

Sollte eine Behauptung nicht richtig sein.

Haben Sie einen Abschnitt/ein Kapitel nicht verstanden?

Haben Sie sich über einen Satz/einen Abschnitt aufgeregt?

Habe ich Sie in irgendeinem Satz beleidigt?

Habe ich irgendwo undeutliche Formulierungen benutzt?

Und ergänzend alles andere…

Dann nehmen Sie mit mir Kontakt auf:

info@my-kindle-ebooks.de

Dieser Weg ist mir lieber, als wenn der Leser dieses eBook / Buch mit negativen Gefühlen beschließt.

Berichten Sie mir Ihre persönlichen Erfahrungen mit Vitamin D und K, ich würde mich über Ihr Feedback freuen…

Rechtliches

Der Autor übernimmt keine juristische Verantwortung und keinerlei Haftung für Schäden, die aus der Benutzung dieses E-Books / Buch entstehen. Außerdem ist der Autor nicht verpflichtet, Folge- oder mittelbare Schäden zu ersetzen. Gewerbliche Kennzeichen- und Schutzrechte bleiben von diesem Titel unberührt.

Das Werk ist einschließlich aller Teile urheberrechtlich geschützt. Das vorliegende Werk dient nur dem privaten Gebrauch. Alle Rechte, auch die der Übersetzung, des Nachdrucks und der Vervielfältigung dieses Titels oder von Teilen daraus, verbleiben beim Autor.

Ohne die schriftliche Einwilligung des Autors darf kein Teil dieses Dokumentes in irgendeiner Form oder auf irgendeine elektronische oder mechanische Weise für irgendeinen Zweck vervielfältigt werden.

Haftungsausschluss/Disclaimer

Der Besuch unserer Seiten kann nicht den Arzt ersetzen. Suchen Sie bei unklaren oder heftigen Beschwerden unbedingt einen Arzt auf! Die Informationen auf unseren Seiten sind vom Autor und Verlag sorgfältig recherchiert und zusammengestellt worden.

Dennoch kann keine Garantie übernommen werden. Die hier dargestellten Informationen dienen nicht Diagnosezwecken oder als Therapieempfehlung. Eine Haftung des Autors und Verlages für Personen-, Sach- und Vermögensschäden durch die Gesundheitstipps und Rezepte auf unseren Seiten wird ausgeschlossen.

Herausgeber:

Michael Iatroudakis
Drewitzer Str. 1
14478 Potsdam
Tel.: Auf Anfrage
Email: info@my-kindle-ebooks.de